婴幼儿喂养家长必读

婴幼儿喂养家庭手册

你身边的
婴幼儿喂养咨询师

中国疾病预防控制中心妇幼保健中心　组织编写

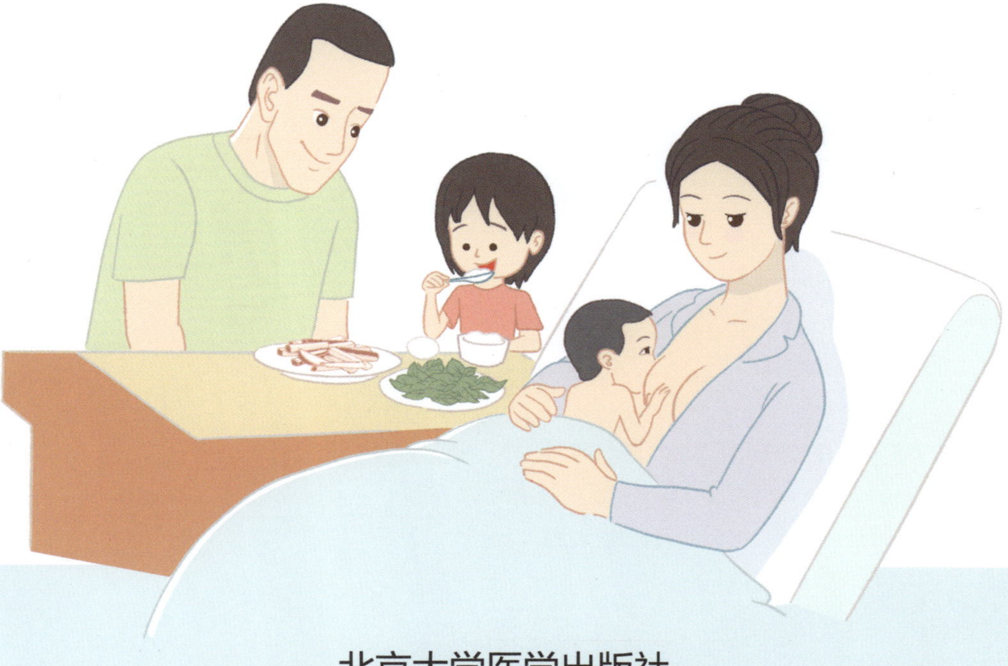

北京大学医学出版社

YINGYOU'ER WEIYANG JIATING SHOUCE——NI SHENBIAN DE YINGYOU'ER WEIYANG ZIXUNSHI

图书在版编目（CIP）数据

婴幼儿喂养家庭手册：你身边的婴幼儿喂养咨询师 / 中国疾病预防控制中心妇幼保健中心组织编写. —北京：北京大学医学出版社，2024.3

ISBN 978-7-5659-2993-9

Ⅰ. ①婴…　Ⅱ. ①国…　②国…　Ⅲ. ①婴幼儿－哺育－手册　Ⅳ. ① R174-62

中国国家版本馆 CIP 数据核字（2023）第 179984 号

婴幼儿喂养家庭手册——你身边的婴幼儿喂养咨询师

组织编写： 中国疾病预防控制中心妇幼保健中心
出版发行： 北京大学医学出版社
地　　址：（100191）北京市海淀区学院路38号　北京大学医学部院内
电　　话： 发行部 010-82802230；图书邮购 010-82802495
网　　址： http://www.pumpress.com.cn
E-mail： booksale@bjmu.edu.cn
印　　刷： 北京信彩瑞禾印刷厂
经　　销： 新华书店
责任编辑： 董采萱　**责任校对：** 靳新强　**责任印制：** 李　啸
开　　本： 889mm × 1194mm　1/24　**印张：** 2.5　**字数：** 72千字
版　　次： 2024年3月第1版　2024年3月第1次印刷
书　　号： ISBN 978-7-5659-2993-9
定　　价： 25.00元

编写委员会

主 任 委 员 宋 莉 沈海屏

副主任委员 王克让 李志新

委 员（按姓名汉语拼音排序） 李志新 马 力 沈海屏 宋 莉 孙孝雄 王克让 徐 韬

编者名单

主 编 张 悦

副 主 编 王念蓉 王 红 高雪婷

编 委（按姓名汉语拼音排序） 戴耀华 高雪婷 郭碧舟 胡华芸 胡幼芳 李 辉 苗丽霞 尚 煜 王丹华 王 红 王念蓉 吴婕翎 杨 缨 杨玉凤 杨振宇 岳 青 张 晶 张小甜 张雪峰 张 悦 赵风华

亲爱的宝妈宝爸们，欢迎走进《婴幼儿喂养家庭手册》！本手册由中国疾病预防控制中心妇幼保健中心邀请数名权威专家共同编写完成。编者们致力于用生动且凝练的语言和图片，为中国家庭提供全面、实用的婴幼儿喂养知识、技能和方法，满足宝妈宝爸们的需求，解答家庭养育照护中遇到的困惑。

良好的营养为婴幼儿的生长发育提供了保障，并有助于预防多种成年期疾病。掌握科学的营养知识和喂养技能，将使儿童的照护更加轻松，也可以为儿童未来的健康成长奠定基础。让我们行动起来，共同助力婴幼儿健康成长！

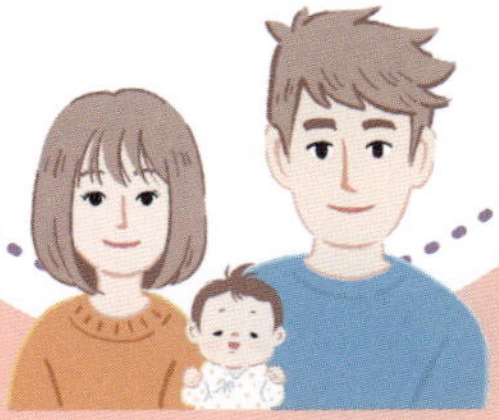

致谢

感谢中国疾病预防控制中心妇幼保健中心“婴幼儿喂养咨询暨第四周期母乳喂养咨询项目”的大力支持。

感谢重庆医科大学附属儿童医院黎海芪教授的倾情指导。

目录

一、食物转换

二、婴幼儿喂养技能

三、营养素

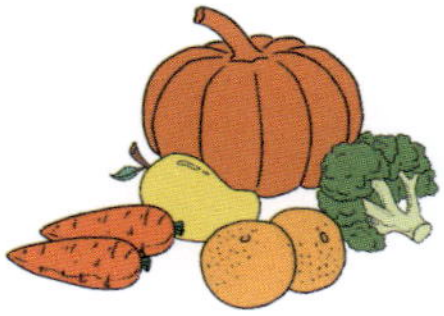

四、婴幼儿喂养相关问题

一、食物转换

食物转换很重要

婴儿6月龄左右，母乳不再能完全满足婴儿生长发育的能量和营养需求。同时，随着不断发育成熟，婴儿具备了脱离纯乳类喂养、接受其他食物的能力。

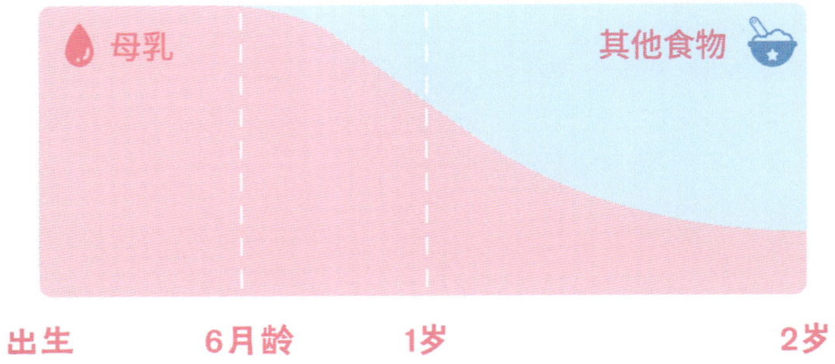

食物转换是婴幼儿从乳类食物过渡到成人固体食物的必经阶段，是婴儿消化道成熟的重要环节，也是提升能量及营养素摄取效率的重要途径。

食物转换使婴幼儿接触不同口味、气味和质地的食物，促进味觉发育，锻炼咀嚼、吞咽和消化功能，培养良好的饮食习惯，减少日后挑食和偏食的发生。食物转换还将改变婴幼儿的肠道菌群，促进免疫功能的发展。

过早或过迟引入其他食物可能影响婴儿生长发育，如导致贫血、低体重、生长迟缓等健康问题的发生。

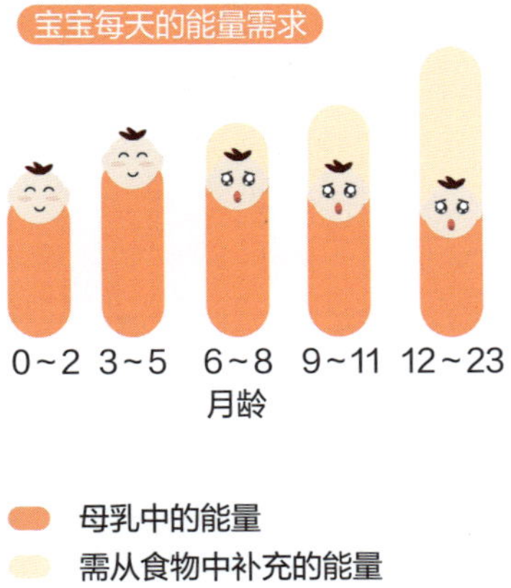

食物转换的时机

婴儿年龄

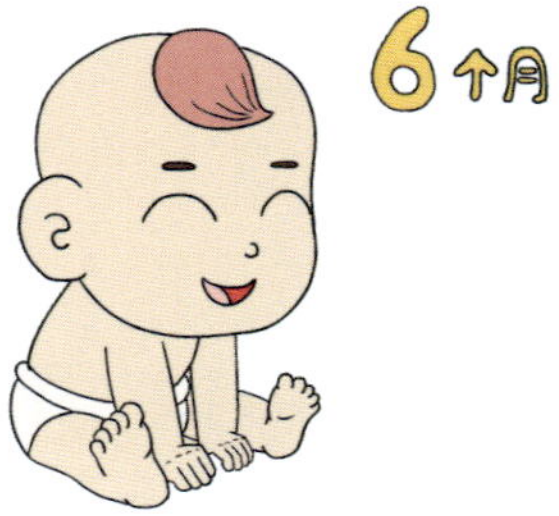

婴儿4～6月龄（150～180天）是引入其他食物的适宜年龄。对于纯母乳喂养的婴儿，建议从**6**月龄开始。

婴幼儿发育的成熟程度

- 乳类仍是儿童营养的主要来源，维持原有奶量是引入其他食物的基础。因此，要保证婴儿能吃到足够的奶，表现为婴儿体重增长满意；配方奶喂养的婴儿每天吃到800 ml，也提示婴儿有较强的消化能力。
- 神经发育促进儿童食物转换能力的发展，如头部竖立稳当，可以靠坐或者独坐，会用手拿小食物放到嘴里等。
- 表达饥饿和饱足信号：饥饿时主动张嘴，吃饱后转头拒绝等。对别人吃东西感兴趣，如看到成人吃饭时嘴巴也跟着动。

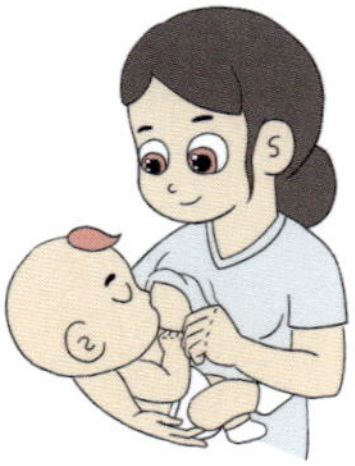

吃到足够的奶

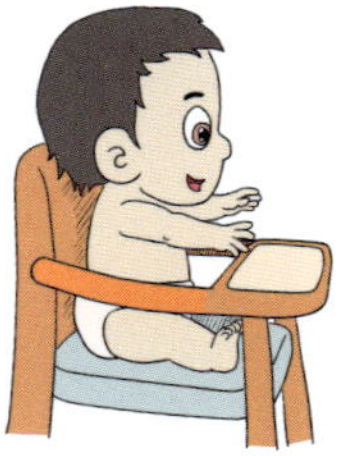

靠坐或独坐

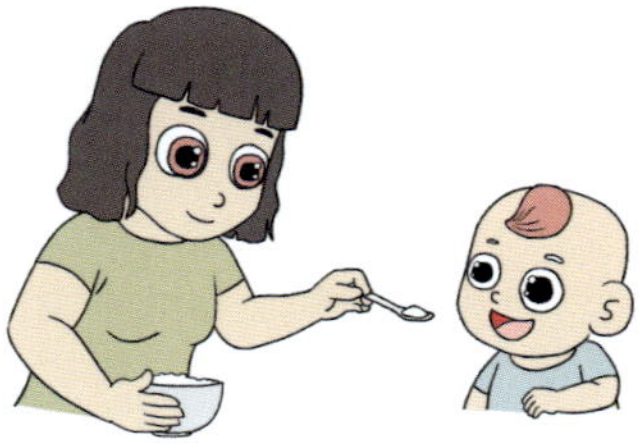

表达饥饿和饱足信号

早产儿引入其他食物前要考虑矫正月龄并进行发育成熟水平评估，评估内容包括体格生长追赶（反映消化吸收能力）、运动发育（竖颈、抓物到口）等。如果矫正月龄6月龄时体重仍在第10百分位以下、每天摄入奶量不足700 ml，则可延后食物转换，但不晚于矫正月龄8月龄。

食物转换的原则

- 由一种到多种，由少到多，由细到粗。
- 在维持原来奶量的基础上引入其他食物。
- 适量加油，不加盐。

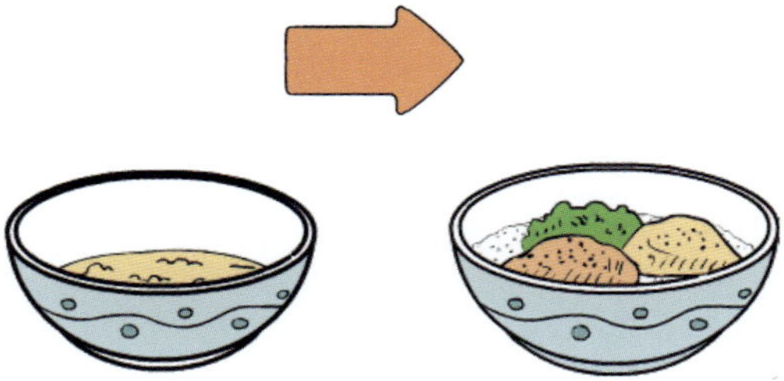

由一种到多种

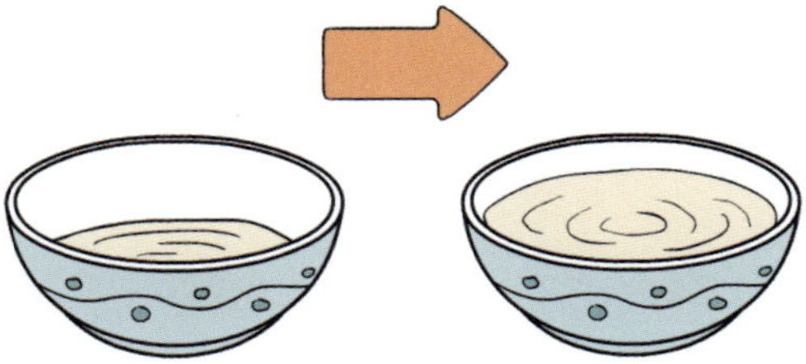

由少到多

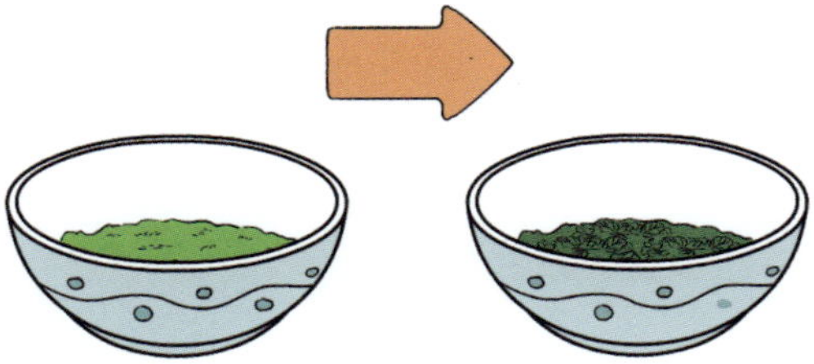

由细到粗

碗的容量为250 ml

为什么给婴儿进行食物转换要“由一种到多种”?

最初引入其他食物时首先是培养婴儿接受新食物的不同味道，其次是观察新食物引起的不良反应，所以要“从一种新食物到多种新食物”，每次只引入一种新食物，适应后再引入另一种食物。首选富含铁的食物。

食物转换应循序渐进。每引入一种新的食物一般需要适应2～3天，密切观察婴儿是否出现呕吐、腹泻、皮疹等不良反应。如有异常症状，需尽快咨询医生，不能简单地认为婴幼儿不适应此种食物而永不添加，造成营养摄入不均衡。

为什么给婴儿进行食物转换要“由细到粗”?

食物转换初期给婴儿吃“细、稀”的泥糊状食物，如米糊、肝泥、肉泥等，有利于婴儿学习吞咽、体会味道。但泥糊状食物能量密度低，长期吃会造成体重增长不足，且不能训练口腔等肌肉的协调能力，因此，需要及时过渡到比较“粗”的（半）固体食物，如碎菜、肉末等，帮助其练习咀嚼。

成人进食时，咀嚼和吞咽可在口腔同时完成。

婴儿先从吃泥糊状的半固体食物学会吞咽，再从吃较“粗”的（半）固体食物学会咀嚼。婴儿学会咀嚼提示其消化道发育完善。

为什么不加盐、糖等调味品?

1岁以内的婴儿可从乳类食物中获得足量的脂肪与矿物质，且其肾功能发育尚不成熟，故建议保持食物原味，不另加盐、糖等调味品。建议在婴儿期控制食物的咸味，1岁以后可逐渐尝试淡口味的家庭膳食，膳食中可少量添加盐和糖。这有利于让婴儿尝试并接受食物的原味，养成健康饮食习惯，预防偏食和挑食，避免肾负担过重，降低其成年期患慢性病的风险。

食物转换的要求

引入食物的营养要求

引入的食物应富含能量、优质蛋白质以及铁、锌、钙、维生素A等营养素，且安全、优质、新鲜。6~7月龄首选能满足生长需要、易于吸收的含铁丰富的泥糊状食物，如强化铁的米糊、肝泥、肉泥、蔬菜泥等。婴儿期应注重食物多样性，适时添加其他食物。

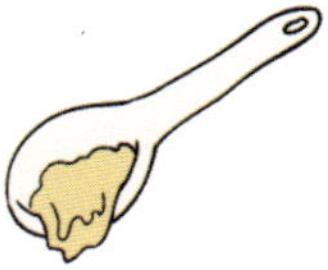

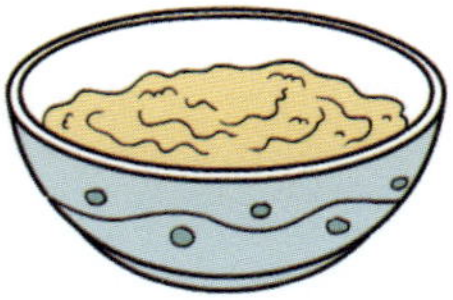

保证食物有一定稠度

引入食物的次数和形态要求

在继续母乳喂养、维持奶量的基础上，对不同月龄的婴幼儿引入食物的次数和形态要求见表1。

表1　不同月龄婴幼儿摄入乳类食物及引入食物的次数和形态要求

	6月龄	6~9月龄	9~12月龄	12~24月龄
乳类食物	维持奶量≥800 ml		600~700 ml	400~600 ml
引入食物每日频次	从1次逐步推进到2次	1~2次	2~3次	3次正餐 2次加餐
食物形态	泥糊状食物	半固体食物	（半）固体食物	正餐及加餐

引入食物的品种要求

引入食物的品种包括谷薯类（加少许薯类）、动物性食物（蛋类，鱼、禽、畜肉及内脏）、豆制品、坚果类、含维生素A丰富的蔬果、其他蔬果、奶类及奶制品等种类。引入的其他食物种类每日应当不少于4种，并且至少要包括一种动物性食物、一种蔬菜和一种谷薯类食物。1岁以后要求每日食物种类至少12种，每周食物种类至少25种，保证食物多样性，达到营养均衡。

- 薯类不宜占比过大，建议少量。
- 儿童3岁前不建议让其食用整粒坚果。

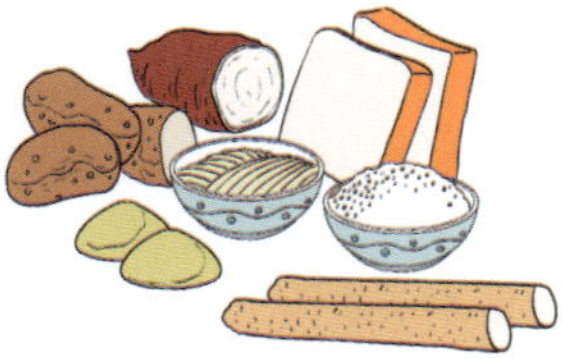

每日必吃

谷薯类

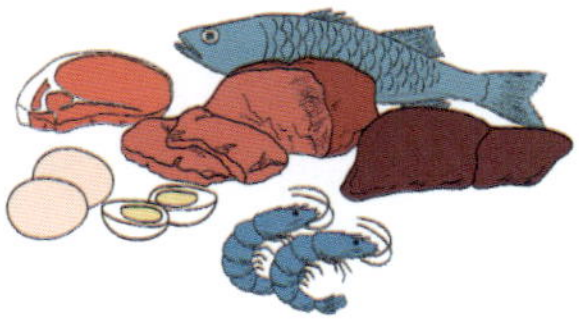

每日必吃

动物性食物

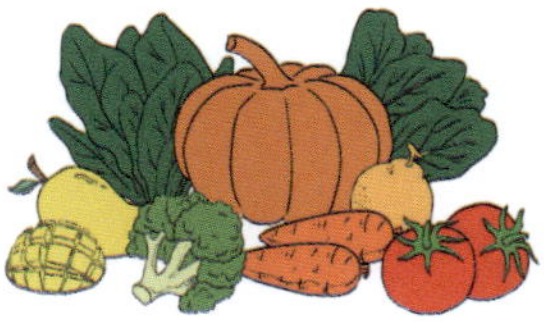

每日必吃

富含维生素A的蔬果

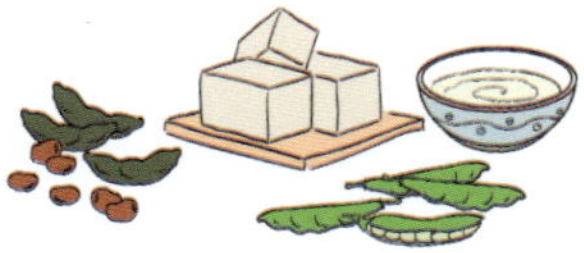

豆制品

引入7种食物

每天吃不少于4种食物

每天必吃3种食物

1岁以后每日至少12种

1岁以后每周至少25种

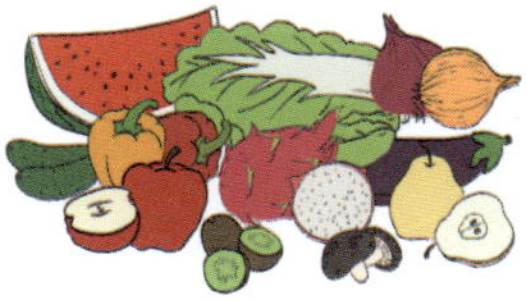

其他蔬果

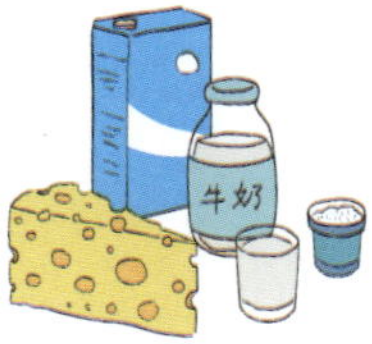

奶类及奶制品

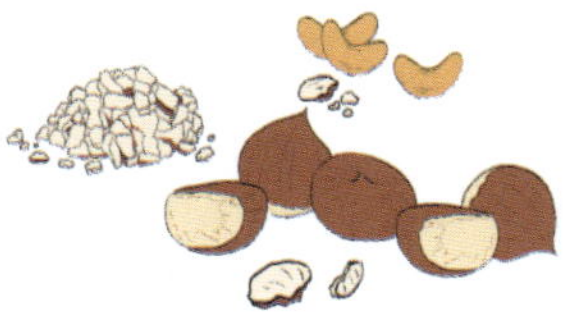

坚果类

持续母乳喂养

婴幼儿6个月后的母乳喂养仍重要

持续母乳喂养对母婴健康均持续有益。

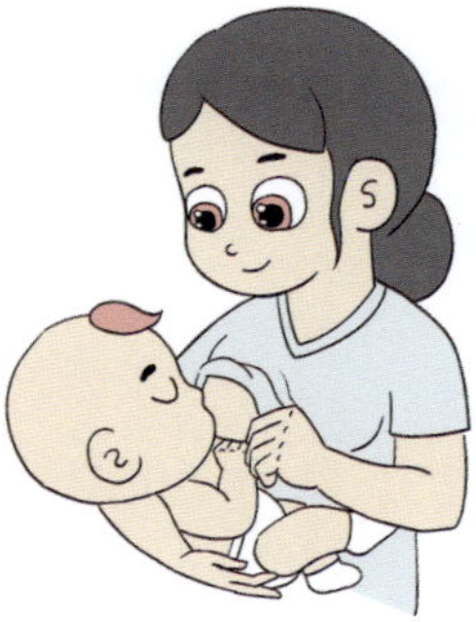

- 母乳中已知含有的营养成分超过3000种。
- 婴儿6月龄以后，母乳仍能为其提供生长发育所需的一半以上的能量。
- 可降低母亲患乳腺癌、卵巢癌的风险；促进婴幼儿脑发育，提高免疫力，降低感染、肥胖等疾病风险；持续增进母子感情，并持续减轻经济负担。

持续母乳喂养的方法

世界卫生组织提倡母乳喂养持续到婴幼儿2岁及以上。

- 6月龄至1岁期间，婴儿每天摄入的乳量为600～1000 ml，约占每天饮食量的一半。
- 1岁以后，婴幼儿每天摄入的乳量为400～600 ml，约占每天饮食量的30%，分2～3次规律喂养。

持续母乳喂养的效果评估

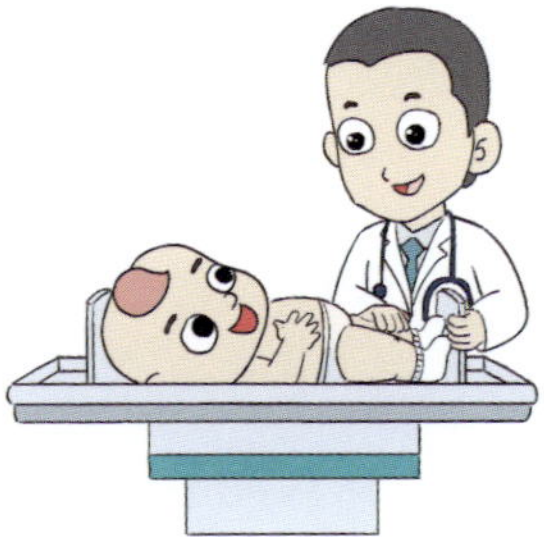

婴幼儿生长发育状况是评价婴幼儿营养状况的重要指标。

- 应定期监测身长、体重等变化，必要时在医生指导下调整喂养行为。
- 持续母乳喂养过程中强调合理添加辅食，即便家长觉得婴幼儿长得不好，也不要轻易自行停止母乳喂养。

食物转换中的常见问题

婴幼儿不接受新食物怎么办？

- 从婴幼儿能接受的食物开始，由少至多逐渐加入不喜欢的食物，但不强迫进食。
- 必要时适当减少婴幼儿偏爱的食物量。
- 婴幼儿接受一种新食物可能需要尝试8次及以上，因此要反复尝试。
- 婴幼儿开始进食其他质地或类型的食物时，立即给予表扬和鼓励。

进食时囫囵吞下或吐出，不咀嚼食物，怎么办？

婴幼儿生来就具备一定的咀嚼能力，但功能尚不完善。6～8月龄时引入食物的过程也是进行咀嚼能力训练的过程，即从开口吃，发展到吞咽半固体食物，再到咀嚼固体食物。

从提供咀嚼能力发展机会的角度，可采取以下措施：

- 逐渐改变食物质地，由细到粗。不能长时间停留在吃“细、稀”的半固体食物上，会因食物能量密度低而影响体重增长；并且此类食物不能很好地训练口腔肌肉、舌部肌肉和口唇肌肉的协调运动。
- 改善色、香、味，增加婴幼儿对食物的兴趣。
- 不因婴幼儿顶出或吐出食物而放弃，坚持每天尝试。家长示范，婴幼儿出现进步时立即表扬和鼓励。
- 如果同时存在运动发育问题，需与医生讨论婴幼儿咀嚼食物能力落后的原因，寻求解决方案。

从半固体食物过渡到固体食物有何作用？

先吃半固体食物学吞咽：食物在口中时，需经舌头搅拌，与唾液形成食物团，再由舌头把食物团送到咽部，才能下咽。“细、稀”的半固体食物（如米粉、稀粥、汤面）不需要舌头搅拌就能与唾液形成食物团，便于直接咽下，这个过程比吃固体食物容易。

再吃较“粗”的固体食物练咀嚼：进食固体食物需要口腔肌肉、舌部肌肉和口唇肌肉协调运动，食物在口腔中与唾液形成食物团才能下咽。7～8月龄引入稠粥、面条混合碎菜、肉末，8～12月龄引入颗粒、碎块、条状的软饭、菜、肉，均有助于训练咀嚼能力。

婴幼儿初学吃固体食物时，建议首选面包、馒头，因为其本身是团块状，进入口腔后可很快与唾液混合形成团块，便于下咽。颗粒状的米饭会增加形成食物团块的难度，较面包和馒头练习起来困难些。

建议给儿童提供多种食物，饭菜的质地、软硬也应不同，要分装、分食。

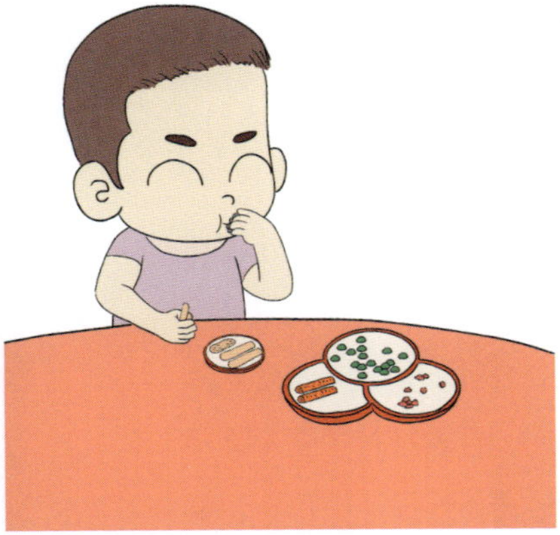

宝宝吃固体食物（如手指饼干、胡萝卜条等）

婴儿需要有乳牙才能引入固体食物吗?

虽然牙齿是帮助食物开始消化的重要器官，不同的牙齿可分别用来咬、切、撕、磨食物，但实际上，婴儿的乳牙在胎儿期就已经形成，出生时已有20枚乳牙胚，隐藏在颌骨中，被牙龈覆盖，并且已有早期帮助吃其他软食的功能。同时，进食其他食物有助于乳牙的萌出。所以，8月龄乳牙未萌出与“无牙胚”完全不同，不影响婴儿学习吞咽、咀嚼。因此，即使婴儿没有乳牙，也可以适当加入固体食物（比如馒头、面条、肉末、鱼泥等）。

为什么不能用汤水送饭?

婴幼儿喝汤水不仅冲淡了唾液，食物也未能在口腔充分咀嚼，不容易得到初步消化。喝汤水多了容易影响食量，长此以往容易导致营养素缺乏。正常情况下，婴幼儿口腔能分泌大量唾液，不需要用汤水湿润口腔。

婴儿大便中有蔬菜碎块是消化不良吗?

给婴儿引入其他食物后，会在其大便中看到蔬菜碎块，很多家长担心这是婴儿肠道消化不良的表现。其实这是因为婴儿咀嚼能力较差，使大便中有明显的未被咀嚼吸收的食物残渣。成人如果进食太快、囫囵吞枣，大便中也可以看到未消化的蔬菜碎片。只需让婴儿继续学习“细嚼慢咽”，随着年龄增长，咀嚼能力增强，这种现象会自然消失。婴儿的饭菜软硬度不同，建议各种食物分装、分食，更有利于婴儿学习咀嚼。

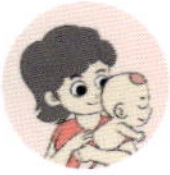

生病的婴幼儿能继续引入其他食物吗?

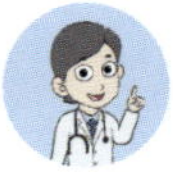

应根据婴幼儿疾病类型、严重程度和接受能力综合考虑。具体取决于婴幼儿状况，可尽量吃一些易消化的食物，也有助于身体恢复。患病时，特别是患有消化道疾病时，通常不主张禁食。生病前吃的食物均可继续添加；可暂停引入新的食物，痊愈后继续按照添加原则进行新食物的添加。

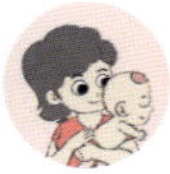

如何选购婴儿辅食成品?

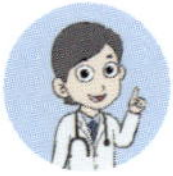

购买由厂家生产的婴儿食品可减轻家庭制作负担。但应选择有国家质量检验合格标志的正规厂家生产的婴儿食品，如配方米粉、蔬菜罐头等。购买时仔细阅读食品包装上的说明，注意生产日期、保质期，重视食物成分表中盐、糖等的含量。有条件的家庭，可使用新鲜食材单独制作。

食物转换的误区

食物转换，又叫辅食添加，是为了满足婴儿的生存和营养需求，添加除了母乳或配方奶之外的液体食物和固体食物。如果对食物转换的时间、顺序、方法存在错误的认识，可能会影响儿童的健康成长。

误区一：辅食添加早，婴幼儿长得壮

解惑：一般建议婴儿满6个月后开始添加母乳以外的其他食物，通常不早于4个月。由于婴儿早期消化系统等功能尚不完善，过早添加可能影响奶的摄入，不仅不会使婴幼儿长得壮，还会因为消化不良、喂养困难等导致婴幼儿“日渐消瘦”，也可能导致母乳喂养提前终止。

误区二：既然母乳/奶粉营养好，不如晚点加其他食物

解惑：婴儿满6个月后母乳已不能满足其生长发育的需要，铁、锌、维生素A等多种营养素的缺乏可能会对婴幼儿成长产生不可逆的影响。同时，过晚添加辅食还可能导致婴幼儿喂养困难、口腔咀嚼和吞咽能力差、过敏风险增加等。任何哺乳动物长大都要独立生活，人类的婴儿同样要及时学习进食成人食物。

误区三：缺铁是母乳没营养了，与辅食添加无关

解惑：婴儿出生6个月后，其自身的铁储备明显减少，需要及时从外界摄取。动物血、肝脏和瘦肉是铁的最佳来源，且此时婴儿的消化系统功能已较为完善，因此建议及时适量添加。婴儿满6个月时胃肠道就能够消化富含铁的肉泥，满7个月时可消化蛋黄泥，如果蛋黄适应良好，就可以尝试蛋白，及时地由少到多、循序渐进地添加肉和蛋。米粉拌蛋黄、肉泥蛋羹等宝宝们都爱吃！

误区四：多种辅食一起加，营养更丰富

解惑：多种辅食一起吃确实可以保证更加丰富均衡的营养，但并非在辅食添加初期就这样做。婴幼儿初次接触的新食物需要单独尝试，并连续观察2～3天，确定婴幼儿没有出现呕吐、腹泻、皮疹等不良反应，适应了新食物后，再添加下一种食物。已经接受的食物一起吃是没问题的。

误区五：婴幼儿食物越软烂越好

解惑：食物软烂确实有利于消化吸收，但食物转换的另一个重要目的是向成人食物过渡。家长需要给婴幼儿提供锻炼的机会，因此辅食质地应从最初的泥糊状逐渐过渡到碎末状再到块状，不然婴幼儿过渡到成人食物会非常困难。咀嚼是“加工”食物的过程，可促进食物的消化吸收。婴幼儿用牙床就可以磨碎较软的小颗粒食物，所以不用担心婴幼儿没出牙咬不动食物。同时，多咀嚼还有利于出牙哟！

误区六：经常喝骨头汤可以补钙

解惑：人们常说吃啥补啥，但骨头中的“钙”却因为难以溶解而在汤中含量非常少，起不到补钙的作用，婴幼儿还会因为摄入过多的汤而导致饭、菜、肉的摄入减少，影响生长。所谓“有营养”的骨头汤里含量较高的其实是脂肪，是过去生活困难时期的“营养”来源。任何汤都主要是“味美”的水。

误区七：定时定量最重要，每餐吃得一样多

解惑：成人尚且做不到餐餐定量一样多，何必强求小朋友呢？婴幼儿一顿不吃就万分焦虑真没必要。通常情况下，婴幼儿每天膳食摄入总量的变化不会超过30%。进食应该是一件愉快的事情，顺应婴幼儿的需求、允许食量的波动有利于儿童发展对饥饿和饱足的识别能力。可定期监测婴幼儿的生长情况，只要沿着正常的生长轨道，偶尔少吃一点也没关系。

误区八：只要吃进去了就好，边玩边吃没关系

解惑：边玩边吃分散了婴幼儿的注意力，影响婴幼儿对饱足信号的识别，不利于进食技能的习得，可能造成自主进食后的生长发育问题。随着婴幼儿年龄的增长，培养进食技能和习惯更加重要，为入托、入学后的自主进食做准备。因此，家长应该尽量营造一个安静的环境，避免电视、玩具、手机等对婴幼儿注意力的干扰，每餐不超过30分钟，充分鼓励、保持耐心，培养婴幼儿的自主进食能力，使婴幼儿在2岁前能够用勺子吃饭并且基本不洒落食物。

误区九：婴幼儿1岁以后不喜欢吃辅食，那就多喝奶

解惑：半岁以后无论是母乳还是配方奶，都不能完全满足婴幼儿生长的营养需求，光喝奶可不行！在添加辅食的过程中，婴幼儿可能会有恶心、哽噎、呕吐甚至拒绝进食的表现，家长应该保持耐心、积极鼓励、反复尝试，同时运用一些小技巧，比如使用大小合适的勺子、将新添加的辅食和婴幼儿熟悉的食物混合等，无论如何都不能放弃添加辅食。

误区十：让辅食好吃，必须加点盐和味精才行

解惑：给1岁以下的婴儿添加辅食应该保持食物原味，不加盐、糖以及刺激性调味品，这样更有利于婴儿接受不同口味的食物，减少偏食挑食、肾功能损害的风险。食物中已含有足够的钠，不需要额外通过吃盐来补充。婴幼儿1岁以后可逐渐尝试淡口味的家庭膳食。所谓的“不吃盐婴幼儿没力气”纯属谣言。过早、过多加盐会使儿童从小口味重，对预防成年期高血压不利。

误区十一：婴儿大便干燥、排便困难很常见，喝些蜂蜜水可以润肠

解惑：对于1岁以内的婴儿，不建议喝蜂蜜水。天然蜂蜜中含有蜂胶和某些厌氧菌（如肉毒杆菌），婴儿肠胃消化功能不完善，胃酸分泌和对细菌的抵抗能力都比较差，婴儿食用蜂蜜有肉毒杆菌中毒的危险。

大便干燥的原因不是民间所说的有“火”，不需要用水“扑灭”，而是因为纤维素摄入不足。

6月龄前婴儿很少便秘，因为乳类中不被完全吸收的乳糖相当于膳食纤维。6月龄后婴儿消化能力增强，乳糖吸收更完全，因此需要补足纤维素，如蔬菜、谷物的麸皮等。改善膳食成分是改善大便状况的关键。建议大便干燥、排便困难的婴儿平时适当多饮水，增加活动量，适时增加果泥、菜泥等富含膳食纤维的食物，必要时适当食用益生菌来调理肠道菌群。平时应建立定时排便的习惯，预防出现习惯性便秘。

误区十二：给婴儿喝动物鲜奶，其营养价值更高、更合适

解惑：母乳是母亲为婴儿准备的天然且唯一的最佳食物，因此婴儿出生后，母乳当为首选。

常见的动物鲜奶有鲜牛奶和鲜羊奶。虽然鲜牛奶较母乳蛋白质含量更高，但是以酪蛋白为主，酪蛋白在胃中容易形成较大的凝块而难以吸收；牛奶脂肪颗粒大，较难消化；牛奶含磷高，影响钙的吸收；牛奶所含钠离子和氯离子高于母乳，增加婴儿肾负担。羊奶的优势是较牛奶易消化，但羊奶中缺乏维生素B_{12}、叶酸等，容易造成婴儿贫血。如果是食用现挤的鲜牛奶、鲜羊奶，未经过巴氏灭菌处理，奶中可含有大量细菌而导致感染，因此不宜给1岁以内的婴儿食用。

配方奶较动物鲜奶更适合婴儿，在条件允许的情况下，优先选择配方奶。不具备条件的家庭，采用纯牛奶喂养小婴儿时，需加8%的糖，以使牛奶更易消化。

二、婴幼儿喂养技能

不同年龄段婴幼儿喂养

<6月龄

1. 母亲分娩后尽早让新生儿趴在母亲胸前进行皮肤接触，并使其有机会吸吮乳头（出生后<1小时）。

2. 6月龄内宜纯母乳喂养，给婴儿按需哺乳，不限定时间和进食量。4月龄左右婴儿可逐渐形成规律，白天哺喂间隔约3小时。超过60%的6月龄婴儿夜间可连续睡6小时。

3. 出生后数日即可补充维生素D，不需要补钙。

4. 学习并识别婴儿的饥饿与饱足信号。

5. 定期监测婴儿生长发育指标，生长发育正常可视为营养适当、身体健康。

6. 母乳喂养遇到问题时，咨询医生或其他专业人员。无法母乳喂养时，选择适宜的婴儿配方奶喂养。

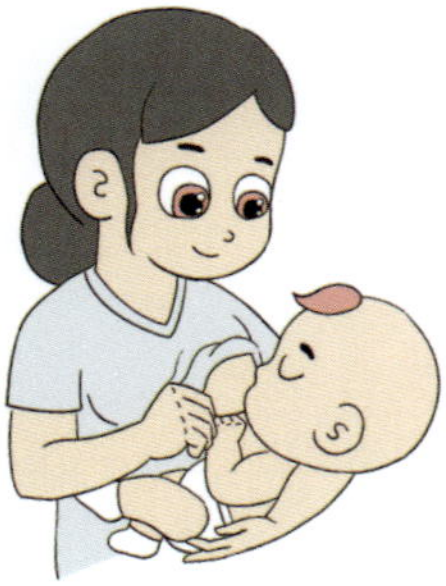

6～9月龄

1. 继续母乳喂养，可添加奶类或奶制品，维持奶量不变。

2. 食物转换应考虑食物种类、进食频次、进食量、稠度等多种因素，满足婴儿生长发育要求。6月龄起添加富含铁的泥糊状食物，逐渐加入颗粒状食物，练习咀嚼和吞咽功能。

3. 与婴儿建立良好的喂养关系。婴儿通过动作、表情或声音表示饥饿与饱足，抚养者能够识别婴儿的行为信号，并迅速给予情绪上的支持，做出适当回应，提供合适而有营养的食物。

4. 注意婴儿的口腔清洁，尤其在每次进食后。婴儿乳牙萌出后，由成人帮助清洁牙齿，根据月龄选用指套牙刷、儿童牙刷等，每天1～2次。

5. 培养良好的进餐习惯。规律进餐时间，固定进餐地点，进餐时不看电视、不玩玩具，通过语言、动作吸引婴儿对食物的兴趣。培养夜间连续睡眠，逐步过渡到停止夜奶。

6～7月龄

规律进食1～2餐泥糊状食物。

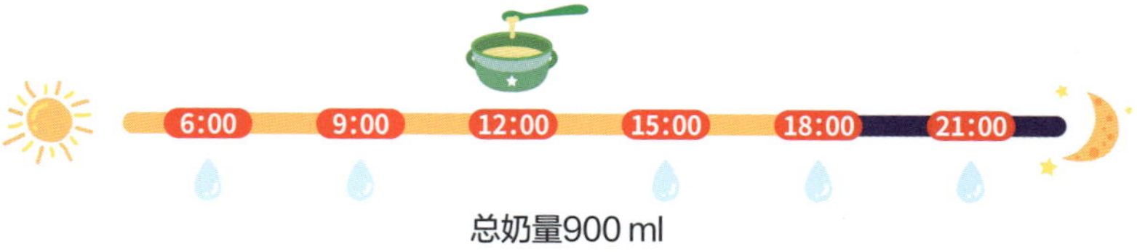

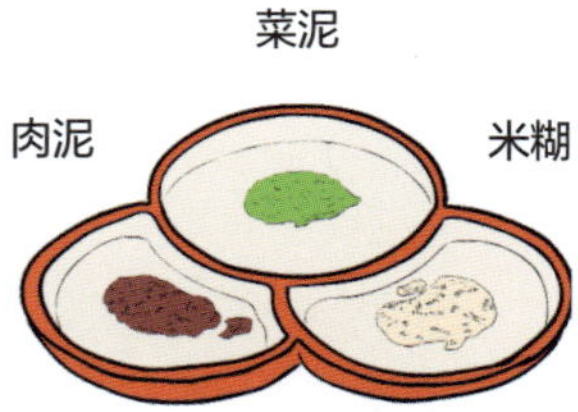

7～9月龄

进食两餐半固体主食，以及质地软而细碎的固体食物如碎菜、肉末等。

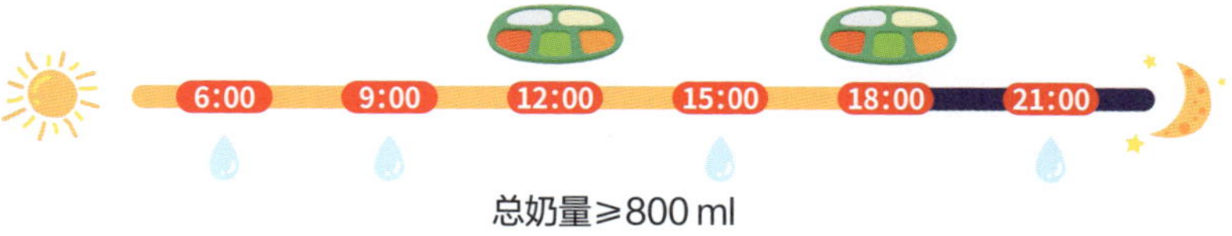

南瓜鸡肉碎菜粥

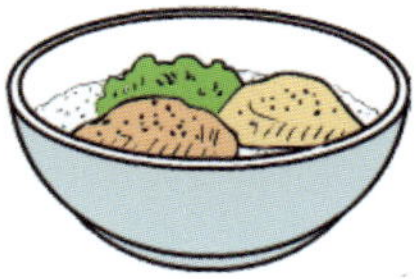

9～12月龄

1. 继续母乳喂养，可添加奶类和奶制品，奶量维持在600～700 ml。

2. 食物种类尽可能丰富，每天要有动物来源食物、蔬菜和谷类的摄入。食物品种与质地逐渐接近成人。

3. 顺应喂养，引导婴儿对食物产生兴趣，主动进食。婴儿已不再需要夜间哺乳，形成良好的喂养及生活习惯。

4. 家庭制作食物时要注意食物的能量密度，可制成手指状或条状，便于婴儿抓食与学习咀嚼，不添加盐、糖等调味品。

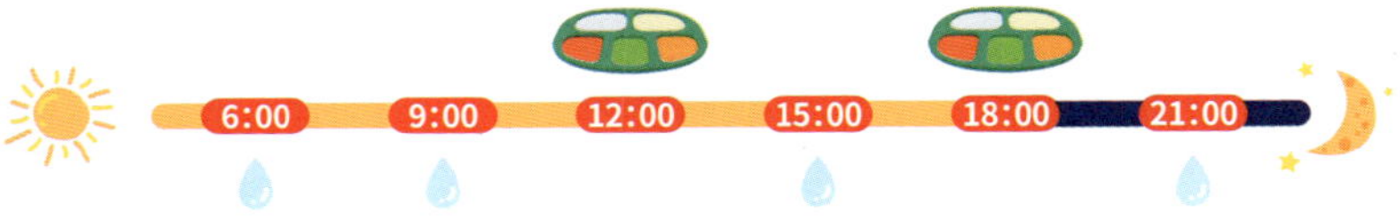

总奶量600～700 ml

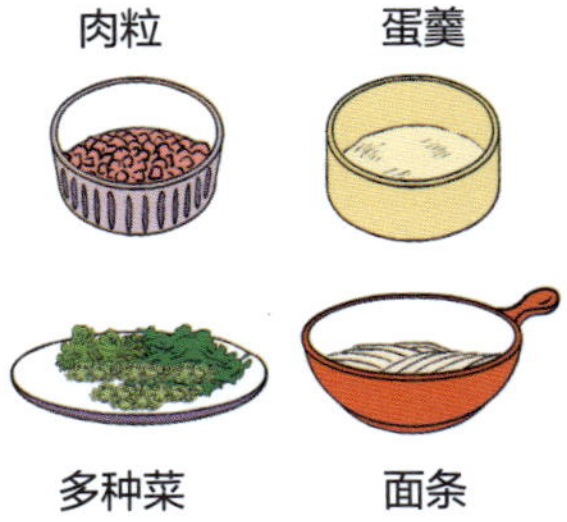

12～24月龄

1. 吃多种多样的食物，适量饮水。给幼儿提供的家庭食物要清淡、易于消化，可与成人同食。1岁后可适当加盐（碘盐）。

2. 母乳仍能够为幼儿提供30%以上的能量和多种丰富的营养物质。继续母乳喂养至2岁及以上，并保证其他食物的摄入量。

3. 每日奶量保持在400～600 ml，可喝纯牛奶、酸奶等。早餐与晚睡前喝奶需有点心，补充部分能量，避免晨起发生低血糖。

4. 培养良好的饮食习惯，定时规律就餐。鼓励自主进食，1岁后不再使用奶瓶，2岁后幼儿自己进食。

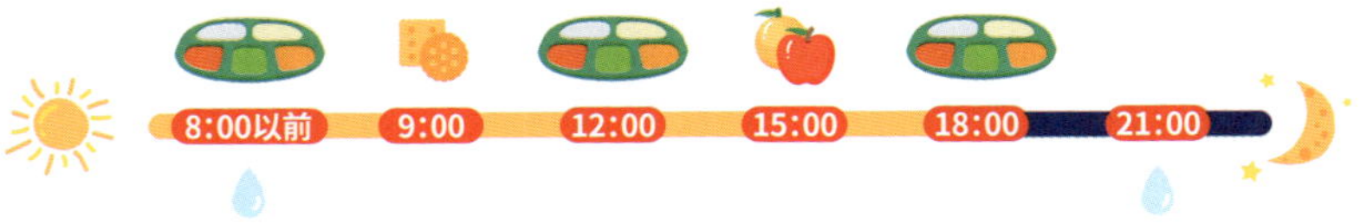

总奶量400～600 ml

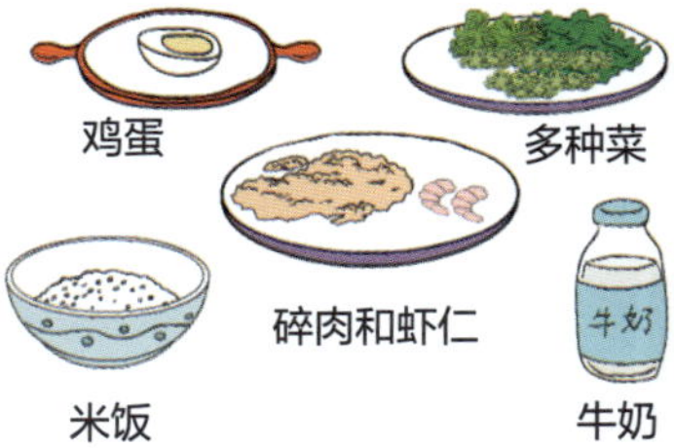

婴幼儿食物的家庭制作

准备

清洁

制作场所和制作用的餐具保持清洁，制作者须洗手。

食材

选择新鲜的当地食材，注意食材多样化。

制作

烹饪方法

煮熟、煮透，尽量减少对营养成分的破坏。采用煮、蒸等烹调方法，尽量减少腌、熏、卤制、重油、甜腻或油炸食物。

食物质地

随着婴幼儿年龄增长，食物由半固体过渡至固体，质地依次为泥糊状、碎末状、碎块状、块条状，以训练婴幼儿的进食能力。

保存

食物应及时食用或妥善保存。

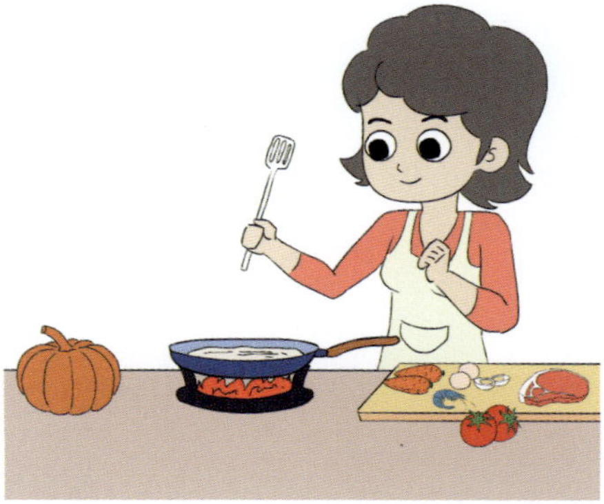

6～9月龄

泥糊状食物

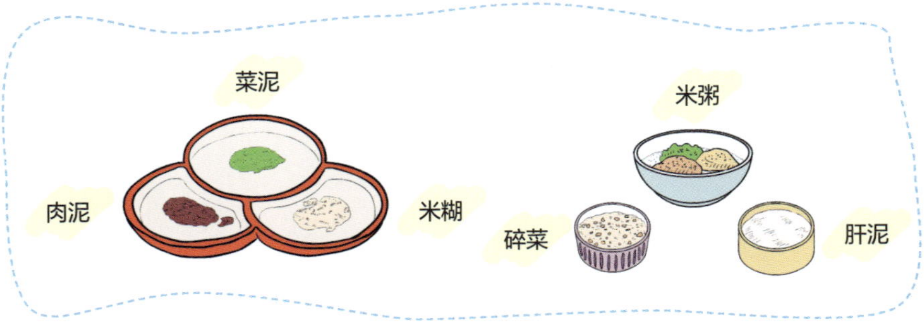

9～12月龄

碎末/碎块状食物

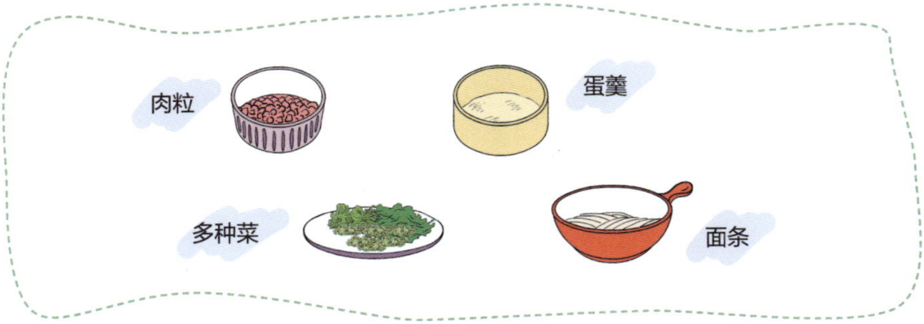

12～24月龄

小块/条状食物

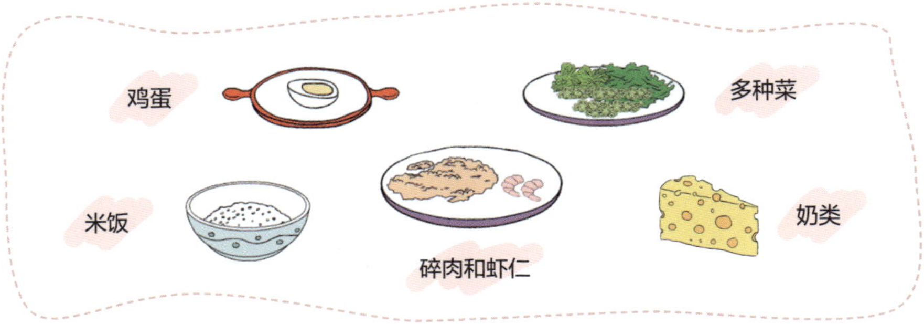

喂养方法

根据婴幼儿食量提供食物，定时不定量。

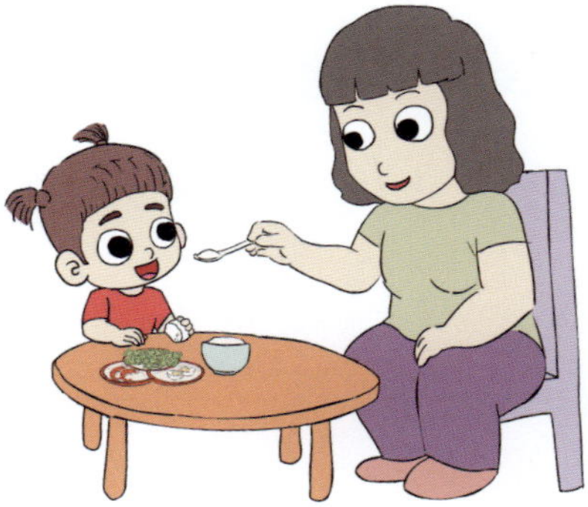

餐具与环境

根据婴幼儿年龄准备合适的食物，确定适宜的进餐时间，安排固定的位置，不追喂，营造安静、轻松的进餐环境，避免进食时看电视或玩玩具分散注意力。

进餐分工

父母

准备安全、有营养的食物，营造良好的进食环境，根据需要及时提供或调整食物。在整个喂养过程中，父母应及时感知婴幼儿发出的饥饿或饱足信号（动作、表情、声音等），充分尊重婴幼儿的意愿，耐心鼓励，但决不能强迫进食。

婴幼儿

自主决定要吃多少。

进餐过程

允许进食时洒落

允许婴幼儿自己尝试进餐并出现洒落等情况，可使用围兜、餐巾纸等降低餐后整理的难度。

避免分心

营造没有干扰的喂养（进餐）环境。可以用玩具使婴幼儿安静下来，但一旦开始用餐，应移除玩具。此外，避免进食时看电视等电子产品。

限制时间

在提供食物后15分钟内开始进食，用餐时间不超过30分钟。如果在合理的时间内没有开始或没有吃完，建议按时收回餐食，下次进餐时间再提供。

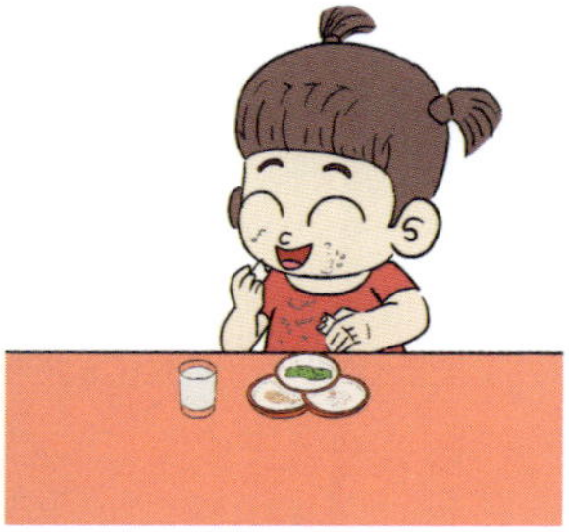

允许进食时洒落

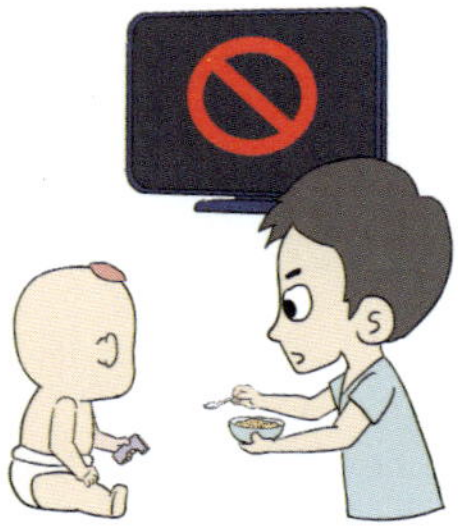

避免分心

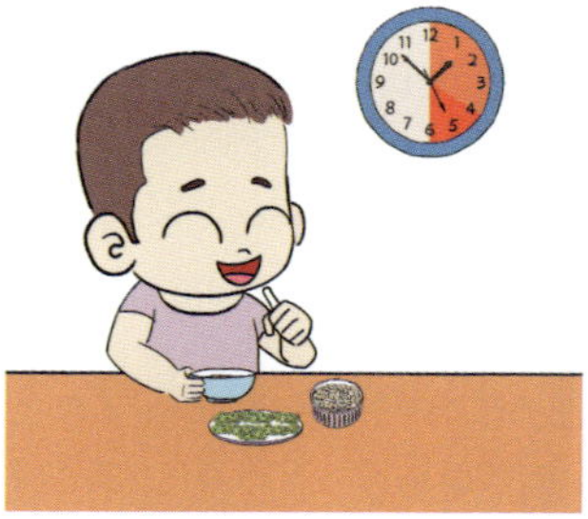

限制时间

进食行为培养

鼓励婴幼儿参与进餐，学习进食技能。7～9月龄时可以让其抓握、玩弄小勺等餐具；9～12月龄时尝试让其自己抓着香蕉、煮熟的土豆块或胡萝卜等自喂；13月龄时可尝试抓握小勺自喂，但大多洒落；18月龄时可尝试用小勺自喂，但仍有较多洒落；24月龄时能用小勺自主进食并较少洒落。

婴幼儿喂养的时间安排

合理安排婴幼儿的作息时间，包括睡眠、进食和活动时间等。婴幼儿的进餐时间与家人进餐时间同步，为婴幼儿创造向成人学习进食技能和与家人交流的机会。

6～7月龄

规律进食，1～2餐泥糊状食物。

总奶量900 ml

7～9月龄

已可进两餐半固体主食，以及质地软而细碎的固体食物（碎菜、肉末）。

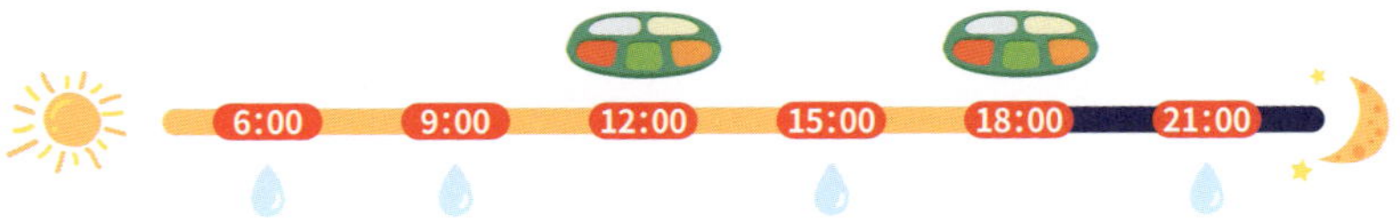

总奶量≥800 ml

9～12月龄

两餐软主食，主食与菜分开；质地稍硬的固体食物，可以为条状或手指状的菜与肉类；进餐时少汤少水。

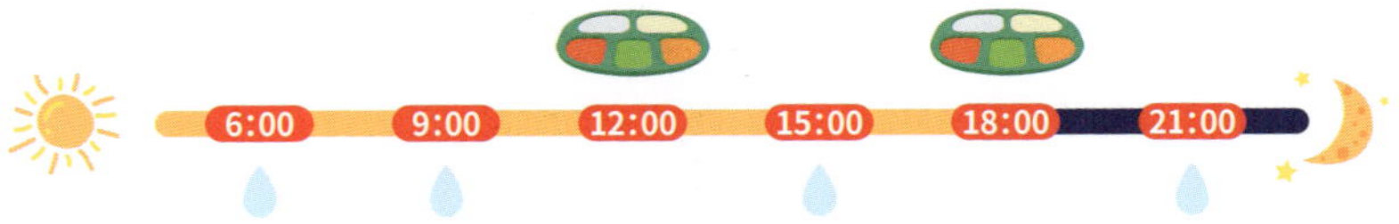

总奶量600～700 ml

12～24月龄

每天规律进食3次正餐、2次加餐。加餐建议以奶类、水果为主，配少量松软面点。

总奶量400～600 ml

顺应婴幼儿需要的喂养

婴儿食物转换的过程也是培养进食技能的关键时期，其顺利与否与照养人采取的喂养行为密不可分。

顺应喂养

顺应喂养是家长不强迫，顺应婴幼儿的需要而进行的喂养。包括顺应婴幼儿胃肠道成熟情况和营养需求的变化，根据其生长状况以及感知觉、认知、运动等能力的发展，帮助婴幼儿从按需喂养模式逐步形成与家人一致的规律进餐模式，并学会自主进食。

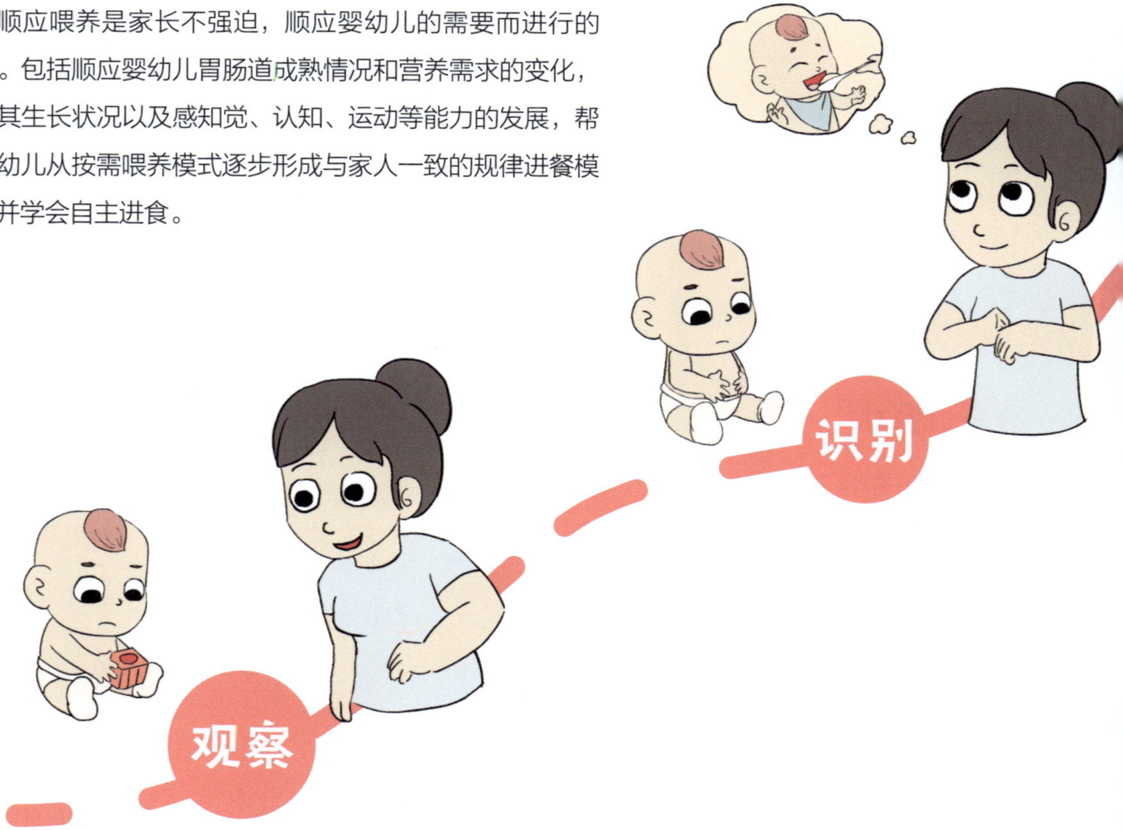

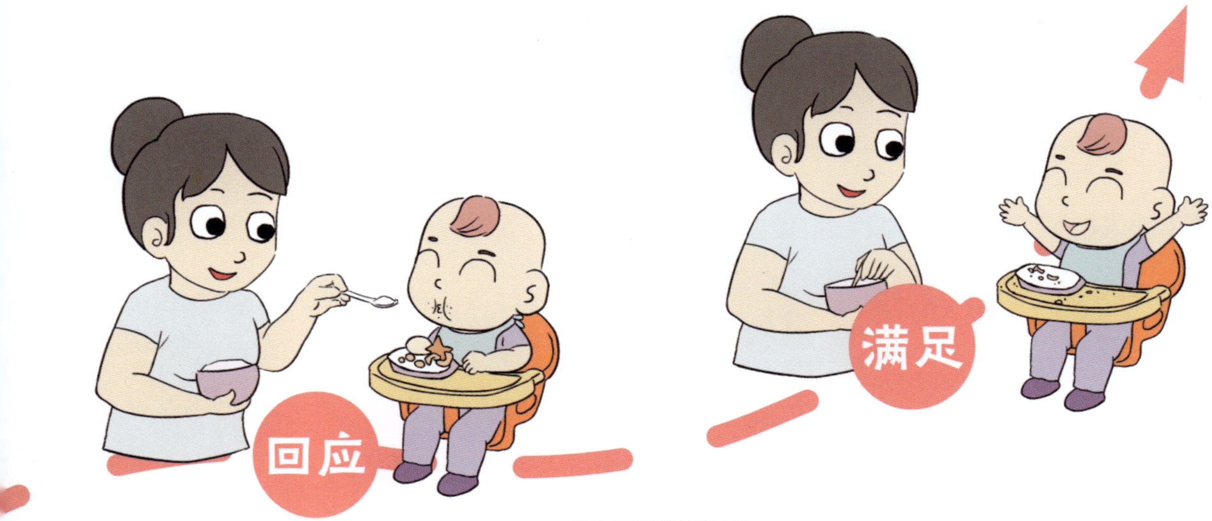

如何做到顺应婴幼儿需要喂养

- 根据年龄和发育水平，提供适合的食物。
- 观察并识别婴幼儿发出的饥饿或饱足信号。
- 尊重婴幼儿意愿，吃多少由儿童决定。
- 提高进餐兴趣，耐心鼓励，不强迫进食。
- 根据婴幼儿发育水平提供“手抓食物”等，为婴幼儿提供自主进食的机会。

提高进餐兴趣

- **多次尝试：**婴幼儿适应一种新食物需要经过多次尝试。尊重婴幼儿的“厌新”倾向，重复提供新食物8次及以上。
- **增加食欲：**通过色、香、味提升婴幼儿进餐的兴趣。规律进餐，两餐之间可提供一定量的零食。如果婴幼儿出现挑食、偏食，可通过在喜欢吃的食物中逐步增加不喜欢食物的量、调节口味和烹调方法等方式引导孩子进食。不将食物作为奖惩措施。
- **自己进食：**家长喂食时使用与婴幼儿手中一样的进食工具，不限制婴幼儿抓握食具的方式，反复示范使其自行逐渐掌握。
- **同桌进食：**8月龄后与家人同桌进食，有利于婴幼儿通过观察他人学习进餐技能。

规律生活

婴幼儿的日常生活安排会互相影响。了解婴幼儿的生理和心理发育特点，采取规律的生活作息，是促进营养吸收与身心发育的重要基础。

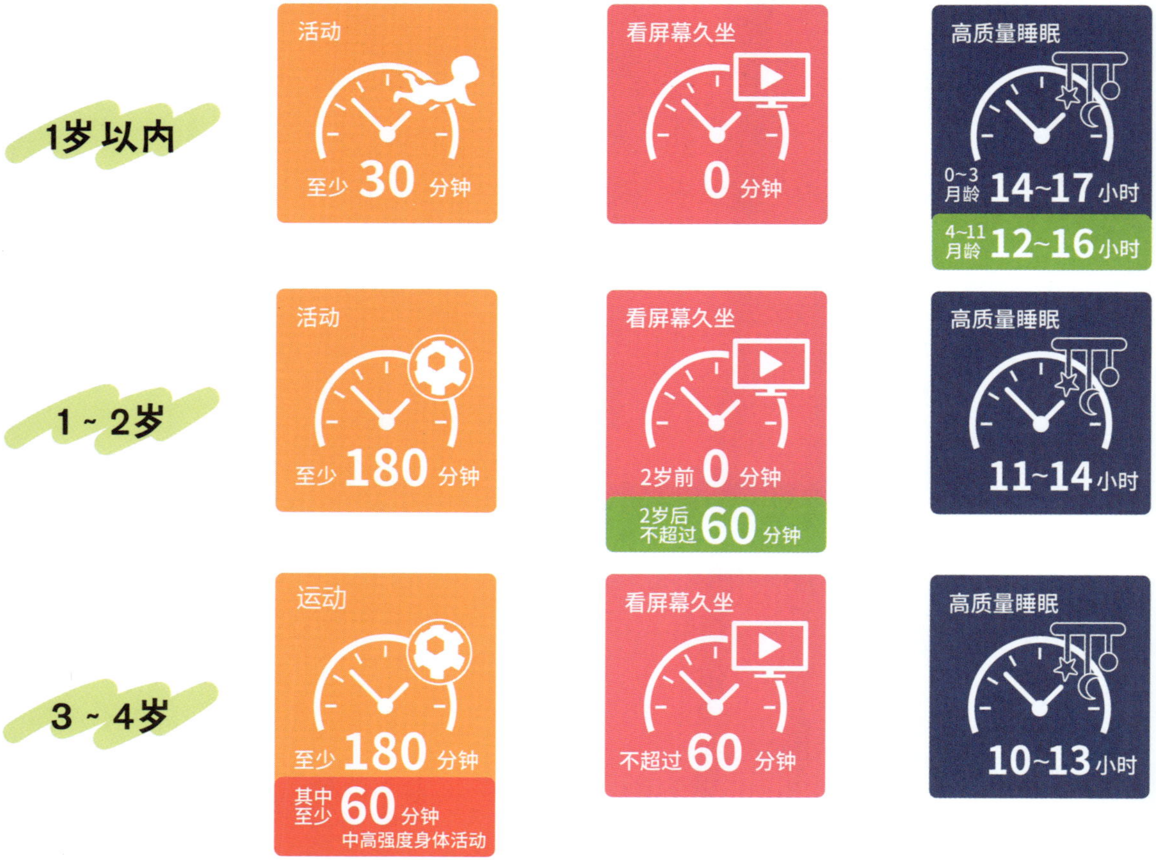
1岁以内
活动
至少 30 分钟
看屏幕久坐
0 分钟
高质量睡眠
0~3 月龄 14~17 小时
4~11 月龄 12~16 小时
1 ~ 2岁
活动
至少 180 分钟
看屏幕久坐
2岁前 0 分钟
2岁后 不超过 60 分钟
高质量睡眠
11~14 小时
3 ~ 4岁
运动
至少 180 分钟
其中至少 60 分钟 中高强度身体活动
看屏幕久坐
不超过 60 分钟
高质量睡眠
10~13 小时

资料来源：Guidelines on Physical Activity, Sedentary Behaviour and Sleep for Children Under 5 Years of Age. Geneva: World Health Organization, 2019. https://iris.who.int/handle/10665/311664.

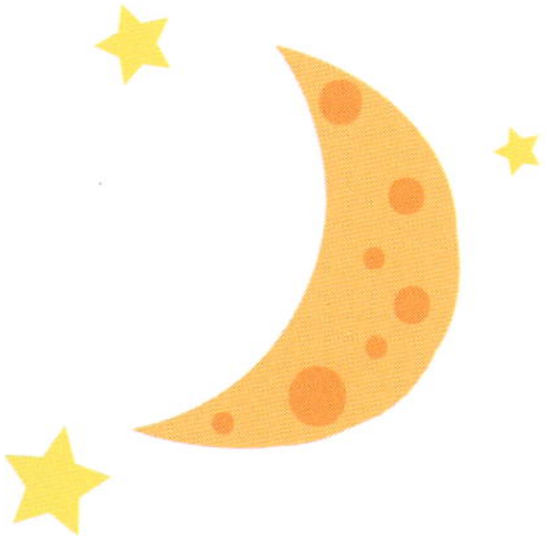

睡得好，吃得香——如何保持良好睡眠

1. 规律作息并及时发现婴幼儿疲惫暗示，在婴幼儿犯困时帮助其就寝，培养独自入睡能力。例如注意力不集中并且不再配合大人活动，有紧握拳头、揉眼睛或打哈欠等表现，继之烦躁或嘀嘀咕咕，开始闹脾气等，可能在暗示要准备睡觉了。

2. 安排规律、固定的睡前活动，如洗漱、上厕所、听故事或音乐等。活动时间控制在20～25分钟，活动结束时，尽量确保婴幼儿处于较安静状态。

3. 睡觉地点建议为“同屋不同床”或“单独房间”。入睡环境要求安静、低刺激、凉爽、黑暗、舒服、安全、少变化等。平时不在睡床上玩耍或活动。

4. 固定就寝时间，一般不晚于21点。但也不提倡过早上床，以免导致入睡困难，或因早睡而致晨醒较早。假期保持固定、规律的睡眠作息。

5. 培养婴儿夜间连续睡眠。研究显示，62.4%的6月龄婴儿可连续睡眠6小时。

活动好，吃得饱——如何进行身体活动

1. 采取适合婴幼儿年龄特点及能力发展水平的身体活动。

2. 给婴幼儿每天安排适量的身体活动，避免久坐。1岁以内每天进行各种方式的身体活动，其中包括至少30分钟俯卧运动。2岁以上的幼儿每天应至少进行180分钟各种强度的各项锻炼，其中中等以上强度运动每天达到1小时。

3. 游戏活动中做好安全防护。应近距离看护，避免发生意外。

4. 2岁以下婴幼儿不看电视、手机、电脑等电子视屏，可听故事、看图等；2～3岁的幼儿应限制电子视屏产品的使用时间，每天累计不超过1小时，每次不超过20分钟。

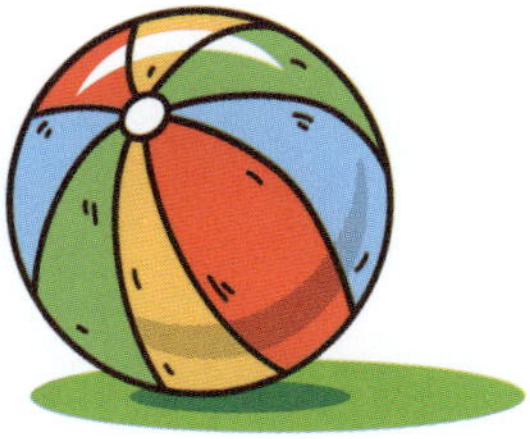

三、营养素

什么是营养素

营养素是食物中维持生命活动、对健康有益的物质。人体所需的六大营养素包括蛋白质、脂类、碳水化合物、矿物质、维生素和水。其中蛋白质、脂类和碳水化合物是提供能量的营养素，碳水化合物中包括膳食纤维。

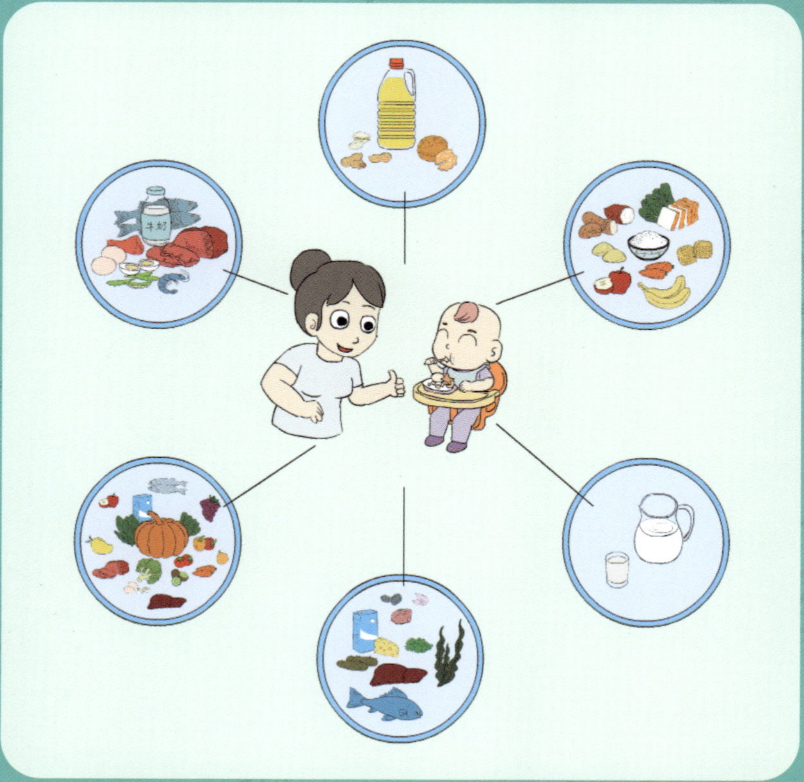

营养素的功能、来源和需求

儿童与成人对营养素的需要基本相同，只是量和营养素间的比例稍有不同。儿童处于生长发育的快速阶段，且新陈代谢速度较快，每千克体重所需能量较成人更高。因此，儿童膳食应注意摄入足够多的供能营养素。

碳水化合物（含膳食纤维）

主要功能

是提供能量的主要来源（45%~55%）。包括单糖、双糖和可消化的多糖（如淀粉、糊精、糖原等），还包括膳食纤维。

食物来源

6月龄以下婴儿摄入的碳水化合物主要是乳糖、蔗糖、淀粉。

谷物是儿童碳水化合物的主要来源，如大米、小麦、玉米、大麦、燕麦、高粱等。此外，还可来自其他淀粉含量高的食物，如薯类、土豆。

需要量

在婴儿后期，碳水化合物逐渐成为能量的主要来源，所以宜摄入能量密度较高的碳水化合物，稀粥、汤面不能提供足够能量。

目前尚无婴幼儿膳食纤维推荐值，可以根据大便软硬度推断。儿童便秘提示可能存在膳食纤维摄入不足。

蛋白质

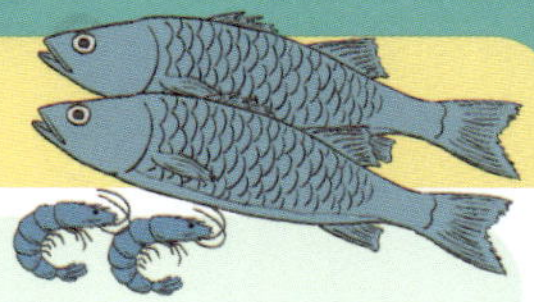

主要功能

是构成人体细胞和组织的重要成分，保证组织、器官的新陈代谢，满足婴幼儿生长发育的需求，对生长发育期的儿童尤为重要。

所有蛋白质均由20种不同的氨基酸连接形成，其中8种必需氨基酸是人体不能合成的。儿童还需要组氨酸，所以必需氨基酸是9种。氨基酸可合成组织蛋白质，转变成碳水化合物和脂肪。

食物来源

包括动物来源的蛋白质［如奶类、肉类（畜、禽）、蛋类、鱼、虾等］以及大豆蛋白，其含有的必需氨基酸比例适当，易被人体吸收利用，为优质蛋白质。其他蛋白质可通过互补氨基酸、加工等方法提高利用率。

需要量

占总能量的8%～15%。

纯乳类喂养的婴儿摄乳量充足、生长正常即为蛋白质适量。

儿童每天摄入的蛋白质中应有一半以上为动物蛋白。

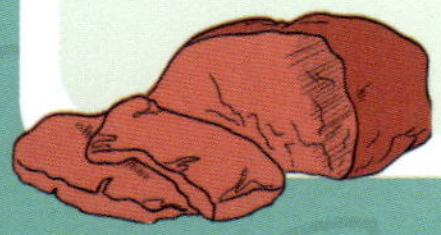

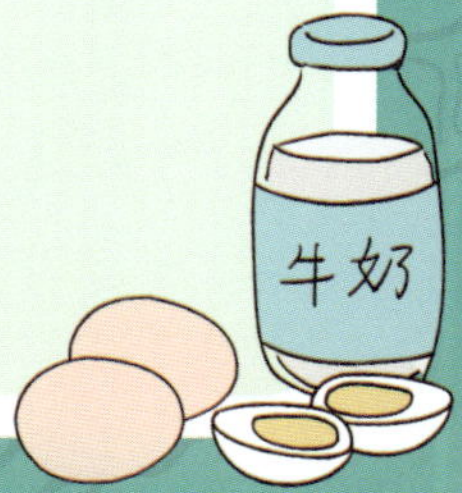

脂类

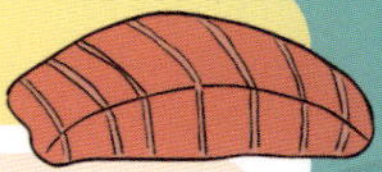

主要功能

脂类包括脂肪和类脂。脂肪是人体能量的重要来源（在儿童中占25%～30%，在婴儿中占40%～45%）和主要储存形式。人体不能合成必需脂肪酸，如亚油酸、亚麻酸。脂肪可帮助人体吸收某些脂溶性维生素，缓冲重要的器官，是身体细胞的组成成分。

食物来源

亚油酸主要来源于玉米油、芝麻油、葵花子油、红花油等。亚麻酸主要来源于亚麻子油、低芥酸菜子油、豆油。海洋哺乳动物、深海鱼和鱼油中富含多不饱和脂肪酸二十碳五烯酸（EPA）和二十二碳六烯酸（DHA）。动物性食物（如蛋黄、肉、内脏）也含多不饱和脂肪酸DHA和花生四烯酸（AA）。

需要量

将亚麻酸、亚油酸转变成DHA和AA的去饱和酶活性与年龄、营养状况、激素水平、组织器官功能等有关。足月新生儿体内的长链多不饱和脂肪酸可经由胎盘转运。母乳可提供新生儿生理活动所需要的DHA和AA，且母乳中DHA和AA比例合适。母乳或配方奶喂养可满足婴儿体内的长链多不饱和脂肪酸需求。早产儿生长发育快、需要量大，易发生长链多不饱和脂肪酸缺乏，需适当补充。DHA和AA的需要量尚无确切定论。

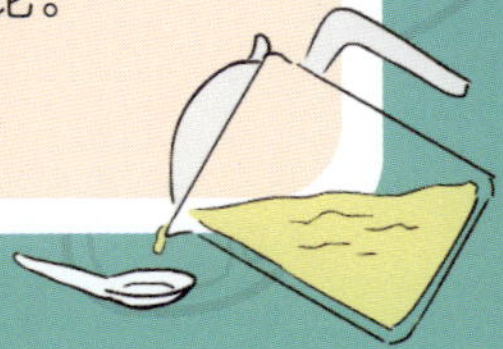

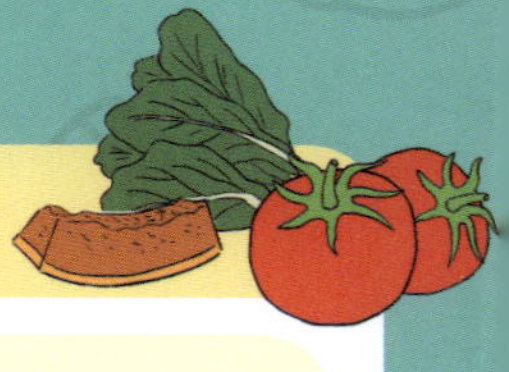

维生素

主要功能

人体不能合成各种维生素。维生素具有各种特殊的生理功能，但它不参与机体构成，也不提供能量。维生素分为脂溶性和水溶性两大类。

脂溶性维生素：维生素A、维生素D、维生素E、维生素K。

水溶性维生素：维生素B_1（硫胺素）、维生素B_2（核黄素）、维生素B_6（吡哆醇、吡哆醛、吡哆胺）、维生素B_{12}（氰钴胺素）、维生素C（抗坏血酸）、烟酸（维生素PP、抗糙皮病因子）、叶酸、泛酸、生物素等。

食物来源

维生素A：多存在于动物性食物中，如动物的内脏（肝中的含量最高）、蛋类和乳制品等；深色蔬菜中的含量较高，如南瓜、胡萝卜、荠菜、菠菜、西红柿、辣椒等；水果中芒果、橘子等含量比较丰富。

维生素C：广泛存在于新鲜蔬菜和水果中，如西红柿、菜花、柿子椒、深色叶菜、柑橘、苹果、葡萄、猕猴桃、鲜枣等。

B族维生素：动物内脏、瘦肉、奶类、鱼类、全谷物、蛋类、豆类是普遍来源。酵母、蘑菇、花茎甘蓝、贝壳类、绿叶蔬菜和水果也是某些B族维生素的良好来源。

维生素D：通过将皮肤暴露于阳光下、膳食摄入和维生素D补充等途径获取。

维生素K：绿叶蔬菜中含量高，其次是奶及肉类。

需要量

维生素的供给量不分年龄、性别。相对于其他营养素，其需要量很少。除维生素D可在户外活动中通过让日光照射皮肤而自身合成外，其他维生素均需通过摄入品种丰富的食物获得。

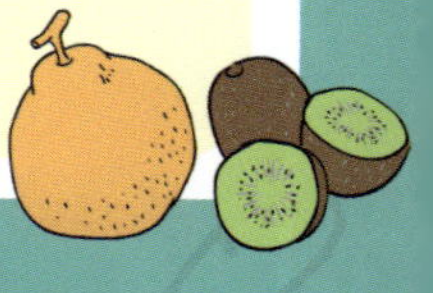

矿物质

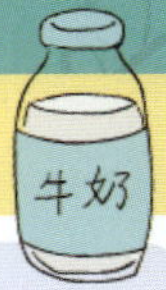

主要功能

是构成机体组织、内环境的无机物，也是机体行使生理功能，特别是神经传导、生化反应中一些酶正常发挥作用所必需的物质。

常量元素：又称宏量元素，指每天膳食需要量>100 mg的元素，有20余种，占人体重量的4%~5%。其中体内含量>5 g的有钙、磷、镁、钠、氯、钾、硫等7种。

微量元素：某些元素在体内含量少，需通过食物摄入，有一定的生理功能。其中有8种必需微量元素，分别是碘、锌、硒、铜、钼、铬、钴、铁；5种可能必需微量元素，分别是锰、硅、硼、矾、镍；8种低剂量必需微量元素，即有潜在毒性，但在低剂量时可能具有人体必需功能的元素，分别是氟、铅、镉、汞、砷、铝、锂、锡。

必需微量元素是酶、维生素所必需的活性因子，构成或参与激素的作用，参与核酸代谢，与常量元素和宏量营养素共同作用。

食物来源

钙：奶类和奶制品中含量丰富。

铁、锌：动物性食物是膳食中的良好来源。

碘：海洋生物，如海带、紫菜、鲜海鱼、蚶干、蛤干、干贝、海参等都是很好的来源。

需要量

需要量很少，经常食用各种动物性食物可避免缺乏。

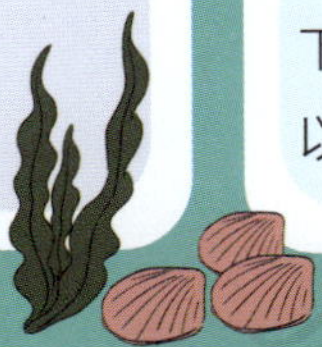

水

主要功能

为人体提供液体，帮助调节体温；人类生存必不可少。

食物来源

0~6月龄婴儿：母乳是水和各种营养物质的最佳来源，纯母乳喂养的婴儿一般不需要额外补水。

7~24月龄婴幼儿：白开水、液态奶以及其他食物可作为水分的主要来源，不要把果汁作为婴儿的水来源。

需要量

水的需要量与能量摄入、食物种类、肾功能成熟度、年龄等因素有关。婴儿新陈代谢旺盛，水的需要量相对较多。判断液体量主要依据尿量，每天小便6~7次提示水摄入正常。

7~24月龄的婴幼儿需额外补水但不多。在不影响进食的情况下，每天额外饮水量通常在200 ml以下。

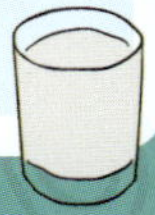

婴幼儿容易缺乏的营养素

维生素D

生理功能

维生素D具有广泛的生理作用与功能。

- 骨骼：促进骨骼矿化、骨量累积和骨骼生长。
- 肌肉：促进肌肉组织发育，提高肌力。
- 防病：通过免疫系统的调节，对改善一些感染性疾病、过敏性疾病、自身免疫性疾病等可能有辅助作用。通过对细胞增殖、心血管和代谢系统的影响，在心血管疾病、糖尿病、肿瘤等疾病的防控中可能发挥一定作用。

来源

食物

富含维生素D的天然食物较少，有牛奶和乳制品、高脂鱼类（金枪鱼、鳕鱼、鲑鱼、鲱鱼等）、蛋类和肉类（禽、畜）。通过摄入天然食物改善维生素D状况的作用有限。

皮肤合成

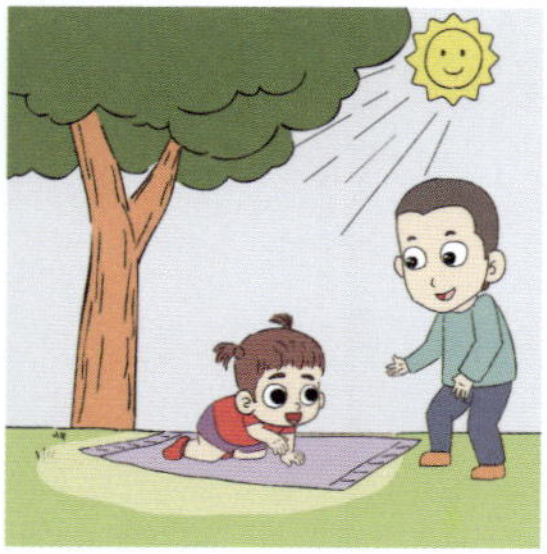

通过阳光照射皮肤合成维生素D是维生素D的主要来源之一。皮肤合成维生素D受肤色、皮肤暴露面积、纬度、季节、一天中所处的时间等诸多因素影响。为满足维生素D的生理需求，每日需要阳光照射的时间随之不同，建议户外活动（树荫下、阴凉下）至少1小时，并注意防晒。

维生素D强化食品或维生素D补充剂

是维生素D的重要来源，也是目前可行且易被接受的能保证维生素D摄入的有效方法。

需要量

0～3岁婴幼儿每日推荐的维生素D摄入量为400国际单位（IU）。

- 纯母乳喂养婴儿每日补充400 IU维生素D；配方奶喂养婴儿每日摄入配方奶不足1000 ml时，也需要补充维生素D以达到上述目标。
- 早产/低出生体重儿出生后早期的维生素D补充量为每日800～1000 IU，3个月后改为每日400 IU。

部分婴幼儿可能需要每天摄入维生素D 800 IU，建议在医生指导下使用。

- 未饮用足够的奶量，或未进食其他强化维生素D的食物。
- 大部分时间都待在室内或居住于阳光很少的地方，户外活动时间不足。
- 早产儿、低出生体重儿、双胎或多胎。
- 使用某些药物（如抗癫痫药、糖皮质激素类药物）。
- 患有影响维生素D摄入和吸收的疾病，如囊性纤维化、乳糜泻、慢性肝肾疾病等。

维生素D中毒

正常补充维生素D不会引起中毒，但不要擅自增加或重复使用。

维生素A

生理功能

- 维持上皮组织、黏膜层的完整性和功能健全。
- 构成眼部视觉细胞内的感光物质，维持正常视觉功能。
- 促进生长发育和维护生殖功能。
- 维持和促进免疫功能。
- 促进体内铁的吸收和利用。

维生素A不足或缺乏时可表现为免疫功能降低，易患感染性疾病（如呼吸道感染、腹泻，此外还可表现为贫血。严重缺乏时表现为干眼症、夜盲症，甚至失明。

来源

- 维生素A多存在于动物性食物中，如动物肝脏、蛋类和乳制品。
- 深色蔬菜和水果中含有丰富的类胡萝卜素，其可在体内转化为维生素A。这类食物有胡萝卜、南瓜、西兰花、芒果和橙子等。

维生素A缺乏的预防

食物转换时应尽早添加富含维生素A的食物。患感染性疾病（如呼吸道感染、腹泻）和贫血时，在医生指导下补充。

维生素A中毒

目前国内报道的维生素A中毒多由一次性误食大量动物肝脏（如深海鱼肝）或一次性意外服用大剂量维生素A制剂（超过30万单位）引起，也有部分病例因不遵医嘱长期摄入过量引起。

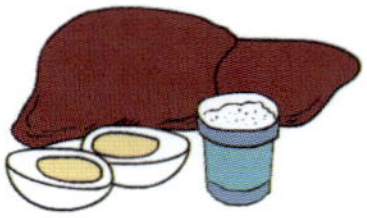

铁

生理功能

铁是血红蛋白、肌红蛋白、细胞色素及其氧化酶的组成部分，其主要生理功能包括：

- 维持正常的造血功能。
- 参与体内氧的运送和组织呼吸过程。
- 参与维持正常的免疫功能。

铁缺乏不仅增加早产儿、小婴儿患病风险，而且对神经发育（如认知、学习能力）和行为发育将产生不可逆转的损害。

来源

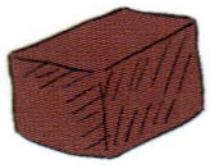

动物性食物

动物肝脏、动物血、红肉（猪、牛、羊肉中的瘦肉）等食物富含铁，是膳食铁的最佳来源。鱼类、蛋类含铁量低于肉类，但优于植物性食物。

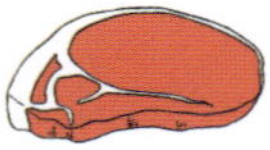

植物性食物

新鲜绿叶蔬菜含铁量较高，是膳食铁的补充来源。

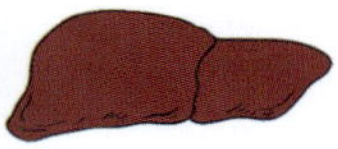

铁强化食品或铁补充剂

铁强化食品是部分婴幼儿铁补充的重要来源。

影响铁吸收的因素

富含维生素C的食物可促进铁的吸收，茶类中的鞣酸盐、麸皮食物中的磷酸盐以及大豆或谷物中的植酸盐等会抑制铁的吸收。

需要量

常规每日推荐摄入量

0～6月龄	0.3 mg/d
6～12月龄	10 mg/d
1～3岁	9 mg/d

不缺乏的情况下，通过食物补充。

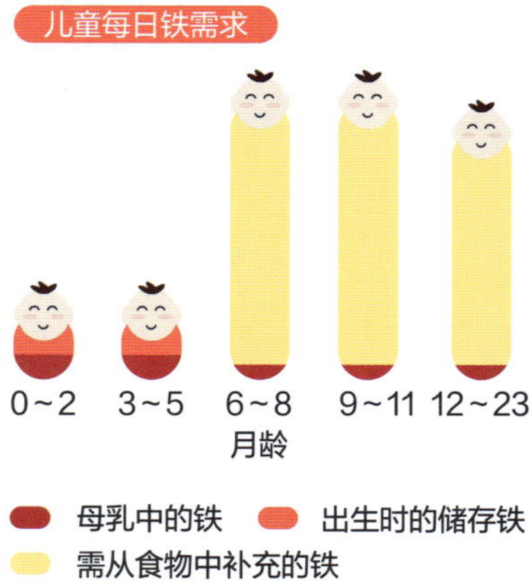

容易发生铁缺乏的婴幼儿

- 母亲孕期贫血或铁缺乏。
- 早产儿、低出生体重儿、双胎或多胎。
- 处于快速生长期的婴幼儿，尤其是6～24月龄的婴幼儿。
- 其他食物添加困难，未能及时添加或摄入不足量的强化铁辅食。
- 日常膳食缺乏肉类等动物性食物摄入。
- 患有腹泻、消化道出血等各种胃肠道疾病，或长期反复感染的婴幼儿。

有铁缺乏风险的儿童需定期体检查血，根据营养和贫血状况，可在医生指导下使用铁补充剂。

锌

生理功能

- 锌在人体内具有催化、构成组织和调节三大功能。
- 参与多种酶、蛋白质、核酸的合成及酶的激活。
- 参与维持离子通道和生物膜的完整性。
- 在儿童生长发育、学习认知和行为发育、创伤愈合、味觉和免疫调节等方面发挥重要作用。

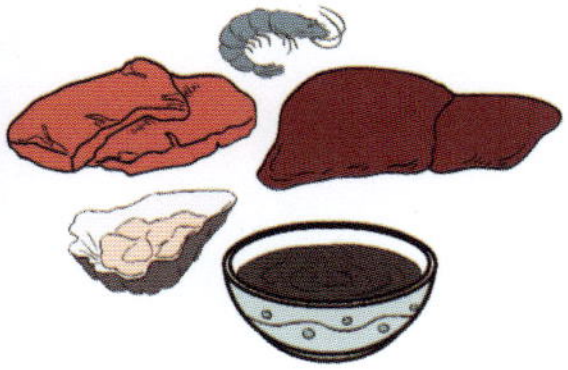

来源

- 主要食物来源有贝壳类海产品、瘦肉、动物肝脏。
- 干果类食物和谷类胚芽中也富含锌。

锌缺乏的危害

- 生长发育迟缓，学习认知能力差，性功能发育延迟。
- 味觉障碍，偏食、厌食或异食。
- 皮肤干糙、皮疹。
- 免疫力降低，反复发生感染（如感染性腹泻）和口腔溃疡。

四、婴幼儿喂养相关问题

营养性缺铁性贫血

主要病因

- 未及时添加富含铁的食物，导致铁摄入量不足。这是6～12月龄婴儿贫血的主要原因。
- 早产、双胎或多胎、胎儿失血和妊娠期母亲贫血，导致先天铁储备不足。
- 不合理的饮食搭配和胃肠疾病，影响铁的吸收。
- 生长发育过快，对铁的需要量增大。
- 长期慢性失血，导致铁丢失过多。

判断标准

通常6月龄至6岁儿童血红蛋白（Hb）浓度低于110 g/L即可诊断。Hb浓度90～109 g/L为轻度贫血，60～89 g/L为中度贫血，60 g/L以下为重度贫血。海拔每升高1000 m，Hb浓度上升约4%。

主要表现

早期多无明显症状，但会对大脑发育造成不可逆的损害。当Hb浓度降至70～80 g/L时，可出现面色及甲床苍白、缺乏食欲及易疲劳等，甚至出现生长发育迟缓。

预防

- 早产/低出生体重儿：从4周龄开始补铁，剂量为元素铁每日2 mg/kg，直至1周岁。
- 纯母乳喂养或以母乳喂养为主的足月儿：可从4月龄开始补铁，剂量为元素铁每日1 mg/kg。
- 人工喂养婴儿：采用铁强化配方奶。
- 幼儿：注意饮食营养均衡，多提供富含铁的食物；鼓励进食蔬菜和水果，促进肠道吸收铁；纠正儿童厌食和偏食等不良习惯。

干预治疗

口服铁剂是儿童缺铁性贫血的一线治疗手段。

- 按元素铁计算补铁剂量，即每日补充元素铁1～2 mg/kg，餐间服用（可缓解胃肠道不良反应），分2～3次口服，每日总剂量不超过30 mg。
- 同时口服维生素C以促进铁吸收。
- Hb浓度正常后继续补充铁剂2个月，以恢复机体铁储存水平。
- 定期到医院随访，在医生指导下评估治疗效果。通常补充铁剂2周后Hb浓度开始上升，4周后Hb浓度应上升10～20 g/L及以上。

常用铁剂及其含铁量

每1 mg元素铁相当于：

- 硫酸亚铁**5 mg**
- 葡萄糖酸亚铁**8 mg**
- 乳酸亚铁**5 mg**
- 柠檬酸铁铵**5 mg**
- 富马酸亚铁**3 mg**

补充铁剂的同时，应根据可能的病因和基础疾病采取相应的措施。此外，应注意合理喂养，给予含铁丰富的食物；也可补充叶酸、维生素B_{12}等微量营养素；预防感染性疾病。

溢奶、吐奶

原因

1. 消化系统发育不成熟：3月龄内小婴儿因食管、贲门、幽门处的括约肌功能发育不成熟，胃呈水平位，同时食管下端贲门括约肌松弛、胃幽门括约肌紧张，使胃内食物易反流。

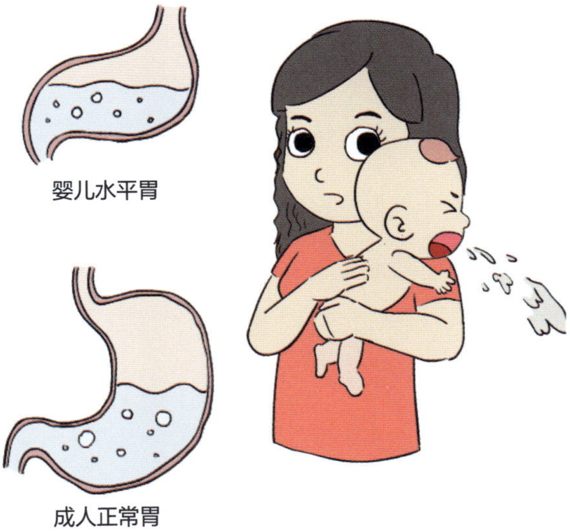

2. 喂养不当：包括吃奶急伴有空气咽下、过量喂养以及喂奶后立即将新生儿平置等。

3. 疾病：内科疾病常见的有急性胃肠炎、牛奶蛋白过敏等，外科疾病有肥厚性幽门狭窄等。需到医院就诊，完善检查后明确诊断。

家庭护理要点

什么情况需要及时就医

吐奶是婴幼儿常见问题，90%的小婴儿都会发生，关键看是否长得好。如果出现生长发育问题，应及时就医。呕吐物为胆汁样或血性，或频繁呕吐，伴有腹泻、发热、反应低下、体重下降等，都应及时就医。

如何避免喂养不当引起的呕吐

注意喂奶时宝宝的含接姿势，喂奶后及时拍背、抬高体位，可以预防宝宝呕吐。

牛奶蛋白过敏的宝宝如何喂养

牛奶蛋白过敏涉及遗传、胎儿宫内因素、婴儿肠道屏障功能、肠道菌群以及环境等多种因素，但目前具体原因仍不明确。过敏性疾病家族史、剖宫产、出生后配方奶喂养也会增加宝宝发生牛奶蛋白过敏的风险。此外，空气污染、接触二手烟等也增加过敏的风险。对于已经在医院确诊的牛奶蛋白过敏的宝宝，若母乳不足，应在医生指导下规范地应用氨基酸配方或深度水解配方喂养，并适时转换配方，使宝宝早日获得耐受。

出现吐奶怎么办

① 了解

吐奶前状态：

进食、睡眠、运动、生病中。

吐奶时：

是否呈喷射状，有无发热、腹胀、腹痛、腹泻、咳喘等伴随症状。

② 观察

1. 呕吐物的颜色、数量、性状。
2. 呕吐后的精神状态、意识状态。

③ 判断

有无危险信号：

1. 恶心或频繁呕吐，呕吐物有血。
2. 呼吸困难、喂养困难、吞咽困难。
3. 表情痛苦或有异常姿势，生长不足。
4. 精神萎靡、窒息、昏迷等。

④ 处理

1. 无危险信号时，继续密切观察。
2. 如果症状加重或出现危险信号，立即就诊。
3. 继续少量喂养：每次喂奶减少30 ml，2~3小时后再喂，按需喂养或顺应喂养。
4. 打嗝或拍嗝：每次喂奶后竖抱拍背，听到打嗝后再竖抱至少5分钟。
5. 发作较频繁者，将奶粉更换为增稠奶粉，短期少量食用。
6. 体位调整：哺乳时采取斜抱、半坐位、坐位，使宝宝上身竖直；哺乳后竖抱30分钟，避免频繁更换体位。如果为卧位，垫起30°斜坡，右侧卧。

鹅口疮

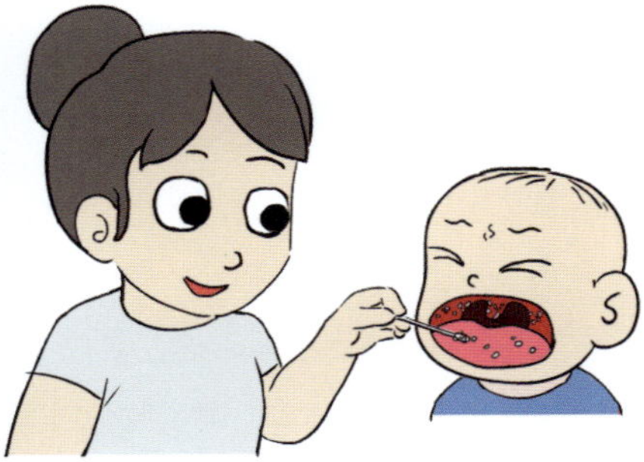

病因及分类

鹅口疮是一种口腔黏膜的炎症，多见于乳儿，尤其常见于新生儿及营养不良、腹泻、长期应用抗生素和激素的患儿。感染途径分为内源性和外源性两种。外源性感染多由于含乳头时间过长，也见于腹泻、使用广谱抗生素或糖皮质激素的患儿。

家庭护理要点

如何喂养

两次喂奶间隔期间局部用制霉菌素，继续母乳喂养。如果婴儿吸乳时疼痛，也可将奶挤出来，再用杯子喂。每次喂奶前要洗净双手，擦洗乳头，喂奶后保持乳头干燥。

如何护理

保持奶具清洁，定期消毒。鹅口疮容易反复发作，应注意口腔护理，用小苏打水漱口清洁口腔2周以上。

如何与其他疾病区别

婴儿口腔黏膜有白色乳凝状斑点时，需要进行区别。奶瓣可以刮下来，如果刮不下来、伴口腔疼痛等，需要及时就医。应注意区别口腔溃疡、鹅口疮或者手足口病等。鹅口疮最初常表现为在唇、颊、舌或上腭的口腔黏膜出现散在的、白色乳凝状斑点，逐步扩大融合成片状假膜，不易拭去。手足口病主要表现为在口腔黏膜、臀部、足底、手掌等部位出现疱疹及丘疹，部分患儿合并发热。

龋病

龋病是在以细菌为主的多因素影响下，牙齿发生的慢性进行性破坏的疾病。发生龋病的牙齿称为龋齿，俗称虫牙、蛀牙。

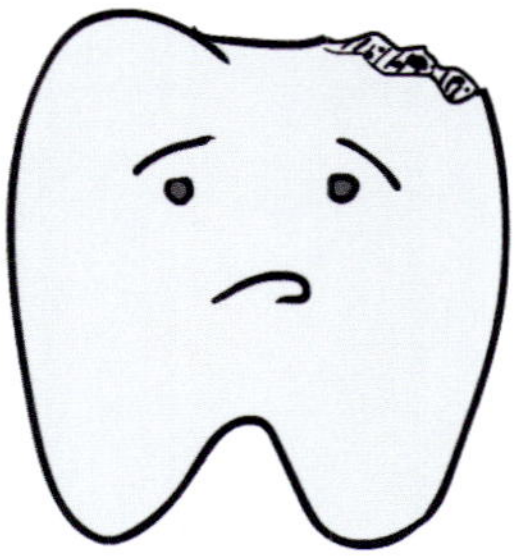

原因

1. 牙菌斑是龋病发生的主要原因。婴幼儿不具备清洁牙齿的能力，如果家长没有为婴幼儿有效清洁牙齿，容易发生龋病。

2. 饮食与龋病的发生密切相关。除了糖果，巧克力、蛋糕、饼干等食物都含有大量的添加糖，都是高致龋性食物；乳类、水果及谷物里含有天然糖，它们虽然是低致龋性食物，但进食次数过多也会导致龋齿；婴幼儿饮食以流质、软质食物为主，口腔自洁作用差，也是导致龋齿发生的原因。

3. 牙齿的矿化程度决定了它的抗酸能力。乳牙较恒牙矿化程度低，如果再加上乳牙先天发育不良，更容易患龋病。

临床特点

1. 发病早：乳牙一萌出就可能患龋病。

2. 发病广泛：可同时累及多个牙齿、多个牙面。

3. 进展快：龋坏一旦发生，很快就会导致牙髓炎、根尖周炎，出现疼痛、肿胀。

4. 早期症状不明显，容易被家长忽视。

如何预防与控制

1. 婴幼儿萌出第一颗乳牙时，家长就应开始给婴幼儿清洁牙齿。每次进食、喝奶后应漱口，不会漱口的婴幼儿可以喝1~2口白开水。

2. 6月龄后规律喂养，逐渐减少夜奶的次数；不要让婴幼儿含奶嘴或乳头入睡。饮水以白开水为主，减少糖及添加糖的食物和饮品的摄入。家长不要将食物嚼碎后再喂给婴幼儿，不要与婴幼儿共用餐具。

3. 婴幼儿长牙后到1岁之内进行第一次口腔检查和患龋风险评估，之后每3~6个月定期检查，根据患龋风险，接受涂氟、窝沟封闭等防龋措施。

4. 发现婴幼儿牙齿有颜色、质地及形态的改变时，及时就医。

肠绞痛

婴儿肠绞痛的特点

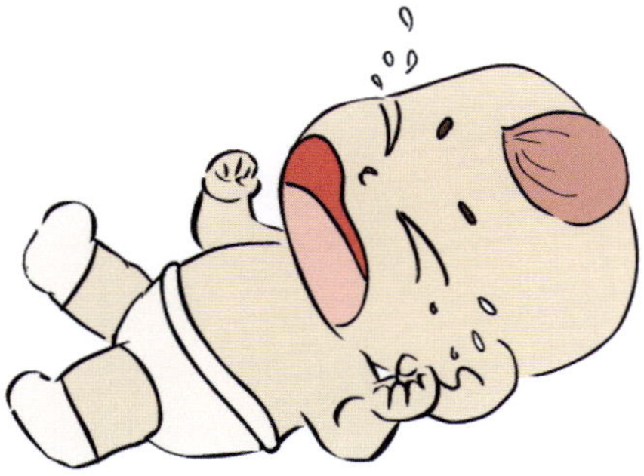

不明原因的定时哭闹不安

无明显诱因。

长时间哭闹主要发生在下午或晚上。

多为反复、难以安抚或阻止的长时间哭闹，伴烦躁或易激惹。

不影响生长发育

无生长迟缓、发热或腹部疾病等征象。

随年龄增长自然缓解

3～4月龄逐渐缓解，早产儿为矫正月龄后3～4月龄缓解。

肠绞痛的宝宝如何喂养和干预

1. 给予非止痛、非营养的安抚方法。如安静环境下给予安抚，每秒轻拍1～3次，有可能使婴儿哭闹暂时停止，但停止后婴儿可能会再次哭闹。

2. 目前认为益生菌可能会有效。

3. 家长保持情绪稳定，避免焦虑，儿童生长正常即提示非疾病所致。必要时寻求有关专业人员帮助。

4. 如婴儿伴有发热、生长发育缓慢、便血等异常表现，需及时就医。

功能性腹泻

婴幼儿腹泻的病因及分类

腹泻是一种由多病原、多因素引起的，以大便次数增多和大便性状改变为特点的儿科常见病。临床上主要表现为腹泻和呕吐，严重病例伴有脱水、电解质和酸碱平衡紊乱。腹泻时，婴儿每天大便次数可增加到正常次数的两倍，较大儿童表现为每天3次及以上的稀便或水样便。根据病程，临床上将腹泻分为急性腹泻（<2周）、迁延性腹泻（2周~2个月）和慢性腹泻（>2个月）。按病因，可分为感染性腹泻和非感染性腹泻。

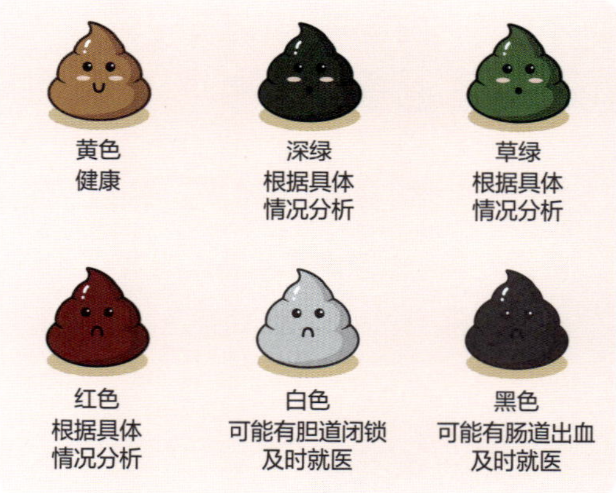
黄色
健康
深绿
根据具体情况分析
草绿
根据具体情况分析
红色
根据具体情况分析
白色
可能有胆道闭锁及时就医
黑色
可能有肠道出血及时就医

腹泻时如何处理

1. 明确病因，预防和纠正脱水。仔细观察和记录腹泻次数、尿量、饮水量、精神反应、哭时有无泪少等脱水征象。孩子出现腹泻时，尽可能早期给予口服补液盐Ⅲ预防和治疗脱水，防止水、电解质紊乱的发生或恶化。没有补液盐Ⅲ时可用糖盐水代替。

2. 可使用益生菌调整和恢复肠道正常菌群。

3. 继续喂养，不提倡禁食。如可继续原有的母乳或奶粉喂养，增加喂养次数；奶粉建议选用无乳糖配方奶。

4. 如果症状无缓解或改善，及时就医。

婴幼儿功能性腹泻的特点

- 大便次数多，可为稀便。
- 多因摄入量不足，肠道蠕动增加。
- 如果热量摄入充足，不会出现生长迟缓。
- 一般情况可，无脱水体征。

功能性便秘

非疾病所致的便秘称为功能性便秘。儿童大便量常较少，食物中蛋白质过多或蔬菜太少会使其质地较硬，大便不畅；多次排便时的痛苦体验使儿童尽力避免排便而导致粪便滞留，造成结肠吸收更多水分，致使大便更加干硬。

功能性便秘的原因

- 出生后第一年饮食结构改变可能引起急性便秘，而干硬便可引起排便痛。
- 照养人给予过度压力和（或）采用不恰当排便方法，例如如厕训练时腿部无着力点，可能会造成粪便滞留。

与婴儿排便困难相区别

婴儿排便困难多发生于小于9月龄的婴儿，且同时满足以下2个条件：

- 在排出软便或未能成功排便前处于紧张和哭闹状态，至少持续10分钟（伴尖叫、哭闹，以及因费力排便引起的面色发红或发青）。
- 无其他健康问题。

如胎粪排出延迟且伴呕吐、拒食、腹胀、发热、生长迟缓、大便带血等，应及时就医进一步诊治。

功能性便秘的宝宝如何喂养和干预

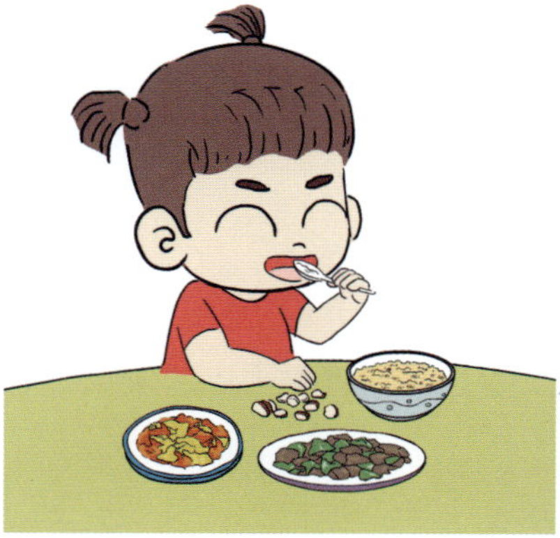

1. 保证膳食纤维和液体的摄入量，保持大便体积。

- 引入食物中保持一定比例的蔬菜。随儿童年龄增长应饭菜分开，注意蔬菜质地由细到粗的增加。
- 定时排便，以减少大便中水分被肠道重吸收，避免排不出来。
- 如厕训练时给予奖励可有助于学龄前儿童主动排便成功。

2. 应尽早给予干预，使症状持续时间缩短。

- 照养人和儿童都接受健康教育，了解疾病形成原因和病情程度，从而建立信心，坚持不懈。
- 采取方法以尽量达到无排便疼痛，缓解排便恐惧。
- 益生菌治疗也可能是一种选择。

乳糖不耐受

乳糖的作用

乳糖是由葡萄糖和半乳糖组成的双糖，是母乳和牛乳中主要的碳水化合物。乳糖可以在小肠黏膜表面的乳糖酶作用下，分解成葡萄糖和半乳糖单体，经小肠黏膜吸收入血被代谢利用。

乳糖不耐受的原因及分类

1. 乳糖不耐受又称乳糖酶缺乏，是因肠道缺乏乳糖酶，小肠不能将乳类食物中的乳糖分解为葡萄糖和半乳糖，导致乳糖在大肠被细菌分解，进而产酸、产气、肠液过多，导致腹胀、腹痛、腹泻等临床症状。

2. 乳糖不耐受一般分为先天性乳糖酶缺乏和继发性乳糖酶缺乏。中国先天性乳糖不耐受发生率很低，主要为继发性，多发生在腹泻后。

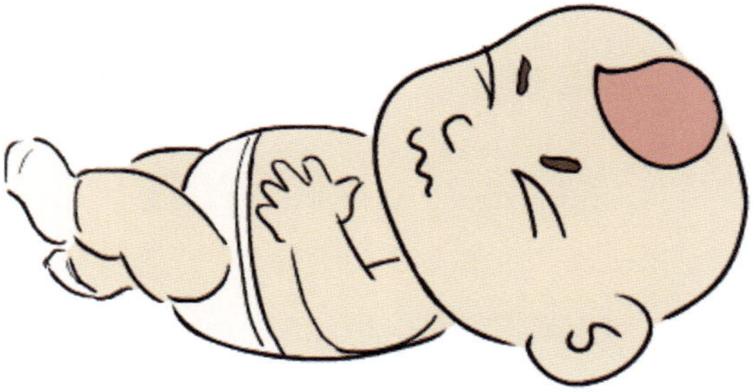

乳糖不耐受的宝宝如何喂养

乳糖不耐受的患儿如果大便次数不多且不影响生长发育，则无需特殊治疗。若腹泻次数多，体重增长缓慢，则需进行饮食调整，主要应限制含乳糖的食物，恰当给予替代食物以满足小儿的营养需要。

限制含乳糖食物

可先用低乳糖或无乳糖配方奶粉（包括以牛乳为基础或以大豆为基础的无乳糖配方奶粉），待腹泻停止后再根据患儿的耐受情况，逐渐增加母乳喂哺次数，改用母乳和无乳糖配方奶粉混合喂养。

与牛乳蛋白过敏不同，乳糖不耐受的症状与摄入的乳糖量呈正相关，因此很少需要从饮食中完全去除乳糖，而牛乳蛋白过敏是不依赖剂量的，即使是微量的抗原，也可引起典型的过敏症状。

无乳糖替代配方

无乳糖替代配方是指在婴儿配方食品（奶粉）的成分中，以麦芽糖或葡聚糖类代替乳糖的无乳糖配方奶粉，其中蛋白质、脂肪和其他成分仍保留。无乳糖鲜牛奶以往通常是在饮用前于鲜牛奶中加入乳糖酶，将鲜牛奶中的乳糖消化分解，然后饮用；通常持续使用不超过2周，以免引起营养不良。